GUIDE PRATIQUE

POUR

L'ANALYSE DE L'EAU

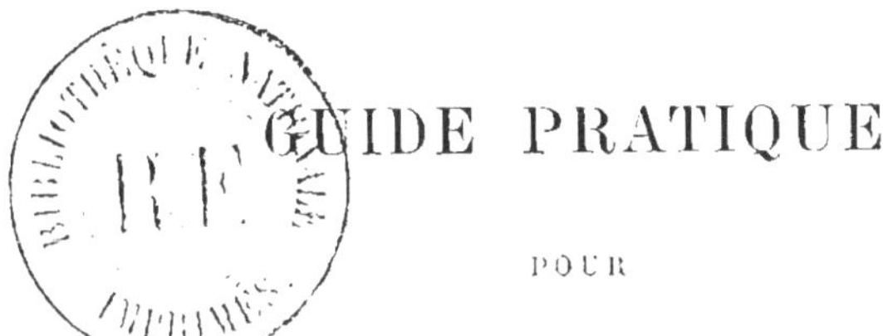

GUIDE PRATIQUE

POUR

L'ANALYSE DE L'EAU

ANALYSE CHIMIQUE, MICROGRAPHIQUE ET BACTÉRIOLOGIQUE

PAR

LE DR W. OHLMÜLLER

PROFESSEUR D'HYGIÈNE A L'UNIVERSITÉ DE BERLIN

TRADUIT D'APRÈS LA DEUXIÈME ÉDITION ALLEMANDE

PAR

Le Dr L. GAUTIER

Avec 77 figures dans le texte et une planche.

PARIS

LIBRAIRIE POLYTECHNIQUE BAUDRY ET CIE, ÉDITEURS

15, RUE DES SAINTS-PÈRES, 15

MAISON A LIÈGE, 21, RUE DE LA RÉGENCE

1898

PRÉFACE DU TRADUCTEUR

On a toujours accordé, et avec beaucoup de raison,
une grande importance hygiénique à la pureté de l'eau
destinée à la boisson et aux usages domestiques. Il n'est
donc pas étonnant que l'on ait cherché à découvrir des
méthodes d'une application facile et rapide pour l'appréciation de cette pureté.

Il y a vingt ans à peine, les méthodes employées dans
ce but étaient purement chimiques ; l'examen de l'eau
consistait alors, abstraction faite de la constatation des
propriétés physiques, en une analyse chimique, à l'aide
de laquelle on déterminait la quantité des éléments habi-
tuels, tout en recherchant aussi les principes minéraux
ou organiques qui avaient pu s'y dissoudre accidentellement. Mais, depuis qu'il a été constaté que l'eau était
parfois le véhicule de germes pathogènes et que, par
suite, l'ingestion d'une eau ainsi contaminée pouvait

donner lieu au développement de maladies (fièvre typhoïde, choléra), l'analyse bactériologique est venue se joindre à l'analyse chimique et la compléter heureusement.

Nous avons pensé qu'un ouvrage donnant, des méthodes actuellement en usage pour l'appréciation de la valeur de l'eau, une description concise, claire et pratique, serait de nature à rendre service aux personnes auxquelles on demande habituellement l'analyse de ce liquide, et c'est pour cela qu'ayant trouvé dans l'œuvre de M. W. Ohlmüller un livre répondant à ces conditions de la manière la plus satisfaisante, nous nous sommes décidé à en entreprendre la traduction.

Dans le *Guide pratique pour l'analyse de l'eau* les méthodes physiques, chimiques et bactériologiques sont exposées de telle façon qu'elles peuvent être appliquées par les personnes les moins exercées et sans qu'il soit besoin d'avoir recours aux traités de chimie analytique ou de bactériologie. Le livre s'adresse donc non seulement aux chimistes et aux bactériologues, mais encore aux médecins, aux pharmaciens et aux étudiants.

Dans notre traduction, faite d'après le texte de la deuxième édition allemande, publiée deux ans à peine après la première, nous avons ajouté la description de quelques-unes des méthodes plus spécialement employées dans nos laboratoires et parmi les faits mentionnés récemment dans les publications périodiques, nous avons aussi indiqué les plus intéressants. Toutes ces additions sont mises entre crochets.

Nous espérons que le *Guide pratique pour l'analyse de l'eau* recevra chez nous un accueil non moins favorable que celui dont il a été l'objet dans les pays de langue allemande.

Avril 1898.

Dr L. GAUTIER.

GUIDE PRATIQUE

POUR

L'ANALYSE DE L'EAU

INTRODUCTION

L'eau joue un des rôles les plus importants dans l'économie de la nature. Nous sommes étonnés de la somme de travail que, dans son incessante activité, elle accomplit sur l'écorce terrestre ; ici dissolvant et bouleversant les éléments du règne minéral, dépourvu de vie, là les déposant et les accumulant sous d'autres formes. Nous ne pouvons pas nous figurer le règne végétal et le règne animal sans sa présence. L'activité des cellules, dont se composent les représentants de ces deux règnes, est liée à la présence de l'eau. L'eau est donc un élément absolument indispensable pour l'entretien de toute activité vitale ; la quantité qui est séparée par les processus vitaux doit être remplacée. Si nous considérons la valeur de l'eau dans notre corps, nous trouvons que l'on peut perdre par abstinence toute la provision de graisse, même une partie considérable de l'albumine, sans danger *direct*

pour la vie, mais qu'au contraire des pertes beaucoup plus
faibles de l'eau qui entre dans sa constitution produisent dans
la santé des troubles, qui, si les pertes deviennent plus
grandes, menacent d'anéantir la vie. Des expériences sur
des animaux ont montré qu'il se produit déjà des troubles
dans l'état physiologique avec une diminution de 10 p. 100
de la teneur en eau, et que la mort arrivait lorsque cette
teneur était réduite de plus de 20 p. 100.

C'est donc une des questions les plus importantes de notre
alimentation, de toujours remplacer par ingestion l'eau qui
se perd par évaporation à la surface cutanée, par la respiration, par les excrétions rénale et intestinale. L'eau est
par conséquent pour nous une *substance alimentaire* indispensable. Nous en absorbons une partie avec nos aliments,
dont elle forme un élément constant; mais cette quantité
n'est pas toujours suffisante; nous en ingérons également
sous la forme libre, telle que nous l'offre la nature. Sous
cette dernière forme, nous l'apprécions aussi par la satisfaction qu'elle peut nous procurer; elle nous rafraîchit comme
boisson, en faisant disparaître la sensation de la soif, et elle
favorise la digestion par ses propriétés dissolvantes. L'eau
est en outre très importante par les usages auxquels elle
sert dans la vie journalière. Nous l'employons pour la préparation des aliments; elle contribue à favoriser notre bien-
être et notre santé par l'usage que nous en faisons, d'une
part, pour l'entretien de notre peau, pour le lavage et les
bains, d'autre part, pour maintenir en état de propreté nos
vêtements et notre habitation, ainsi que l'entourage de

celle-ci, et éliminer ainsi les matières dont le voisinage peut nous être incommode ou nuisible. Ne manquons pas de faire aussi mention de l'emploi de l'eau pour différents usages industriels.

L'eau que nous offre la nature ne représente jamais le corps chimiquement pur, composé d'hydrogène et d'oxygène, mais on y trouve en dissolution ou en suspension les éléments les plus différents, dont la quantité n'est jamais constante. L'altération de l'eau se produit pendant le trajet qu'elle parcourt dans la nature. Si compliqué que soit ce dernier, il revient toujours au même point de départ, de sorte que c'est avec raison qu'on parle d'un mouvement circulaire de l'eau. Examinons avec quelques détails le trajet parcouru par celle-ci et les modifications qu'il a amenées dans la composition de l'eau.

De la surface de la terre et surtout de celle de l'eau, de la mer et des fleuves, des lacs, etc., il s'évapore continuellement de grandes quantités d'eau, qui passent dans l'air sous forme de vapeurs. L'aptitude de l'air à pouvoir conserver l'eau sous cette forme dépend de sa température et elle diminue avec celle-ci. Si maintenant l'air chaud, saturé de vapeur d'eau, arrive dans son mouvement ascendant dans des régions plus hautes et plus froides de l'atmosphère, une partie de l'eau se sépare sous forme de brouillard ; ce processus donne d'abord lieu à la formation des nuages et, le mouvement ascensionnel continuant, à la production des précipités, qui, sous forme liquide ou solide (pluie, neige ou grêle), ramènent à la surface de la terre l'eau primitivement évaporée. Pendant son trajet à travers l'atmosphère, l'eau éprouve déjà des changements ; elle y absorbe des éléments de l'air, surtout de l'acide carbonique et de l'oxygène, parfois aussi des gaz étrangers qui s'y trouvent accidentellement, comme l'hydrogène sulfuré, l'ammoniaque ; la pluie, en tombant, se charge également des poussières voltigeant dans l'atmosphère. Lorsque l'eau arrive à la surface du sol, sa composition éprouve des changements encore plus profonds, qui fréquemment devront être considérés comme une véritable contamination : elle dissout des substances minérales et organiques et il vient s'y mélanger des particules insolubles, formées les unes de matières privées de vie, les autres d'organismes végétaux inférieurs qui partout se trouvent dans les couches supérieures du sol. L'eau tombée du ciel suit trois directions différentes : une partie coule sur le sol et constitue l'eau superficielle, une autre partie retourne dans l'atmosphère sous forme de vapeurs, et enfin une troisième partie s'enfonce dans le sol.

Le sort de cette dernière nous intéresse tout d'abord. Par suite de sa pesanteur, l'eau mobile, en traversant les pores du sol, cherche à se rendre dans le point le plus bas et arrive finalement sur une couche de sol imperméable ; ainsi devenue eau souterraine, elle continue à se mouvoir suivant l'inclinaison de cette couche, pour finir, si les conditions géologiques le permettent, par arriver au jour sous forme de source et se réunir de nouveau à l'eau courante superficielle. Pendant son trajet à travers la terre, l'eau subit une sorte d'épuration. D'abord, les pores ténus du sol, ramifiés en tous sens, jouent le rôle d'un filtre et séparent les éléments indissous. En outre, les bactéries qui se trouvent dans les couches inférieures du sol exercent leur action décomposante sur les matières minérales et surtout sur les matières organiques; enfin, l'oxygène absorbé dans l'air donne lieu à des processus d'oxydation. La séparation de certains corps dissous trouve une explication dans la propriété physique du sol de retenir certains corps contenus dans des dissolutions. Par l'absorption de l'acide carbonique, gaz qui existe en forte proportion dans l'air renfermé dans le sol, l'eau acquiert un plus grand pouvoir dissolvant, car elle peut alors transformer les monocarbonates insolubles (de chaux, de magnésie, de fer) en bicarbonates solubles; c'est ainsi que se produisent dans sa composition certains changements qui se rattachent surtout à la nature du terrain qu'elle a traversé.

Après l'accomplissement de son trajet souterrain, l'eau représente une dissolution de sels minéraux, très pauvre en substances organiques. Mais elle ne conserve pas longtemps ces propriétés d'une eau de source bonne et saine; comme eau courante superficielle, sa pureté est exposée à de nombreuses causes d'altération. Comme nous l'avons dit plus haut, une partie de l'eau tombée de l'atmosphère coule à la surface du sol et entraîne avec elle, en suspension et en dissolution, des matières provenant de l'écorce terrestre, lesquelles altèrent la pureté de l'eau de source. Les vents et les tempêtes amènent aux eaux exposées au jour des matières putrescibles; le courant du plus petit ruisseau comme du plus grand fleuve, le mouvement ondulatoire du lac, comme celui de la mer, enlèvent toujours des éléments du rivage et du fond. En outre, l'eau, dans son trajet jusqu'à la, mer est fréquemment exposée à recevoir des eaux résiduelles d'agglomérations humaines ou d'établissements industriels, qui altèrent encore sa pureté. Cette eau subit, il est vrai, dans son trajet à la surface du sol, une épuration (épuration spontanée) comme celle qui a lieu pendant le trajet souterrain, mais qui n'est pas aussi complète. Lorsque l'eau a de nouveau atteint la surface terrestre sous forme de source, elle subit aussi de nouveau, indépendamment des changements de composition indiqués, l'évaporation, et avec ce retour de l'eau dans l'atmosphère recommence le mouvement circulaire.

L'eau ne convient pas pour les usages indiqués précédemment sous toutes les formes avec lesquelles elle se présente à nous dans ses pérégrinations; nous exigeons certaines propriétés. Apprendre à connaître celles-ci par les moyens les plus convenables, afin de se former, en se basant sur les notions ainsi obtenues, une idée exacte de la qualité d'une eau, tel doit être le but des chapitres suivants.

CHAPITRE PREMIER

PRÉLÈVEMENT DES ÉCHANTILLONS

Règles générales.

Pour se former une opinion exacte sur la qualité d'une eau, il est avant tout nécessaire d'obtenir un *échantillon moyen*, duquel soient exclues les impuretés accidentelles et notamment celles qui peuvent résulter du mode de prélèvement. Les moyens à employer dépendent des conditions locales et surtout de l'accès plus ou moins facile de l'eau.

La manière la plus simple pour se procurer une eau destinée à servir comme boisson et pour l'usage domestique, est d'avoir recours à une source, c'est-à-dire à cette eau souterraine qui vient naturellement au jour. Dans ces cas, le point d'émergence peut être conservé tel quel, ou, au moyen d'un entourage (en maçonnerie, etc.), on le transforme en un plus grand réservoir, ou bien encore, par l'adaptation d'un tuyau ou d'une gouttière, on force l'eau à se rendre en un point déterminé. Avec les formes de source les premières nommées, il faudra ne pas oublier d'éviter les impuretés qui recouvrent la surface de l'eau, telles que les particules flottantes de feuilles, de grains de pollen, d'algues, de poussière, et aussi de prendre grand soin de ne pas agiter le schlamm, qui est formé de dépôts de nature organique ou minérale. La présence d'un tuyau d'écoulement n'exclut pas toujours complètement ces craintes (notamment en ce qui concerne les matières qui peuvent flotter à la surface de l'eau) ; le remplissage direct du vase servant à prélever l'échantillon est cependant permis, parce que l'on obtiendra ainsi certainement un échantillon de l'eau telle qu'elle est employée.

Lorsque l'eau souterraine ne vient pas spontanément au jour et qu'elle doit, par suite, être élevée au moyen de pompes, il faut pomper pendant dix minutes au moins avant de prélever l'échantillon, afin d'éliminer l'eau séjournant dans les tuyaux et laver ceux-ci [1].

De même, lorsqu'il s'agit d'une eau distribuée au moyen d'un réseau de conduites, qu'elle provienne d'une source ou que ce soit de l'eau superficielle rendue propre à l'usage par un dispositif d'épuration, on ne doit jamais en prélever l'échantillon que dans un des points où elle est fréquemment prise, et après qu'on l'a laissée couler pendant dix minutes au moins.

Le prélèvement dans les fleuves et rivières, les étangs et les lacs exige des précautions particulières. Comme pour les sources à l'air libre, on évitera la surface ou le fond. On peut avoir à se demander si l'on doit choisir les points peu éloignés de la surface ou les points profonds, ou se

---

[1] L'échantillon destiné à l'examen bactériologique devra être pris, non pas avec l'aide de la pompe, mais directement.

tenir à une profondeur moyenne, et en outre s'il faut prélever le liquide dans le milieu ou sur les bords de la masse d'eau. Ici se présentent, pour les raisons les plus différentes, des difficultés insurmontables pour l'obtention d'*un* échantillon moyen, de sorte que l'on sera forcé de prendre plusieurs échantillons, quelquefois même un grand nombre. Dans tous les cas, pour avoir des résultats comparables utiles, l'analyse devra toujours porter sur les points qui se trouvent au-dessus et au-dessous des parties que l'on suppose contaminées.

Pour les eaux dormantes ou peu agitées, que l'on soupçonne mélangées d'eau salée, on puisera non seulement dans les points peu éloignés de la surface, mais encore dans les points profonds, et dans ces derniers on prendra aussi des échantillons du fond, parce que l'eau salée, par suite de son poids spécifique plus élevé, cherche toujours à gagner les points les plus bas. La diffusion ne peut pas toujours compenser complètement ce phénomène, qui fréquemment, même avec un courant relativement intense, persiste encore à une distance assez grande du point où a lieu le mélange avec l'eau salée. On ne doit pas s'approcher trop près des rives, à moins que cela ne semble désirable pour des raisons particulières.

Pour apprécier la contamination de pareilles eaux, il est souvent convenable de connaître la nature du fond, afin de tirer des conclusions de la quantité et de la nature des substances qui se sont déposées.

Le prélèvement de l'eau dans les trous de sonde qui, afin

de donner une issue à celle-là, sont creusés à de grandes profondeurs dans l'écorce terrestre, exige des moyens particuliers, qui seront indiqués en lieu convenable (voy. p. 12), si toutefois l'eau n'est pas enfermée sous une certaine pression entre deux couches imperméables, de façon à arriver au jour sous forme de source artésienne. Dans ce cas, on pourra prendre l'échantillon directement.

Prise de l'échantillon.

Le plus convenable est de remplir avec l'échantillon de l'eau un flacon de verre avec un bouchon usé à l'émeri, que, pendant le transport, on recouvre d'un capuchon en caoutchouc. Ces vases doivent toujours être préférés à ceux en grès ou en argile, parce que, étant transparents, on peut à chaque instant s'assurer de la propreté de leur surface interne. Avant de s'en servir, il faut avoir soin de nettoyer parfaitement le flacon avec de l'eau ordinaire, en employant aussi, si c'est nécessaire, de l'acide sulfurique, et ensuite de le laver à l'eau distillée, jusqu'à ce que l'on soit certain d'avoir enlevé toutes traces du liquide employé pour le nettoyage (de l'acide notamment).

Lors de la prise de l'échantillon, le remplissage définitif avec l'eau à analyser ne doit avoir lieu que lorsqu'on a lavé plusieurs fois le vase avec cette eau, en agitant fortement.

Le puisage des échantillons de l'eau des fleuves, des lacs ou des sources jaillissant dans un bassin, exige, en l'absence d'une pompe, un dispositif qui permette le prélèvement à toutes profondeurs. Le panier construit par *Heyroth* et représenté par la figure 1, remplit complètement cette condition. Il est fait d'un tissu de fils métalliques, qui est renforcé

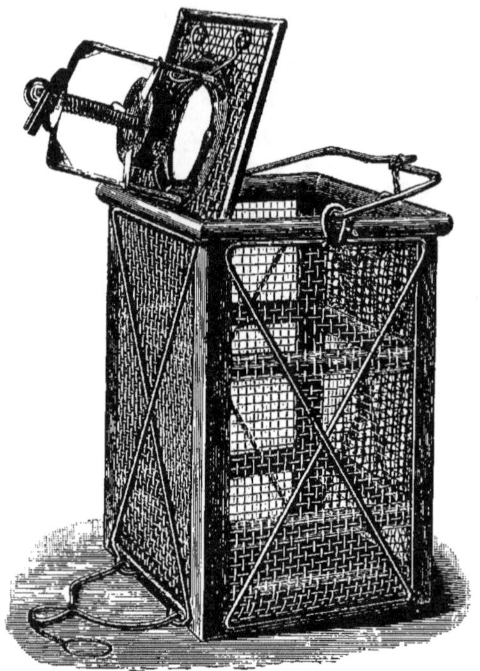

Fig. 1. — Panier de Heyroth.

de tringles et de barres également métalliques, afin d'augmenter sa résistance. Le fond est muni d'une plaque de plomb, à la faveur de laquelle l'appareil s'enfonce rapidement dans le liquide où on le plonge. L'intérieur du panier qui reçoit le flacon servant à la prise de l'échantillon, est adapté à la grandeur du vase et, pour protéger ce dernier, il est muni d'un revêtement en caoutchouc convenablement disposé. Sur le couvercle se trouve une soupape à ressort pour la fermeture du goulot du flacon. Le panier chargé du flacon (sans bouchon) est, à l'aide d'une corde divisée en demi-mètres, enfoncé dans l'eau jusqu'à la profondeur désirée ; après quoi on l'ouvre en tirant une deuxième corde fixée sur la soupape. Le poids élevé de l'instrument permet aussi de mesurer les profondeurs, l'intensité du courant n'étant pas trop forte, et cela sans nuire au contenu du flacon déjà rempli. Cependant, en général, il vaudra mieux s'assurer préalablement de la profondeur de l'eau et se baser sur les données recueillies pour la prise des échantillons.

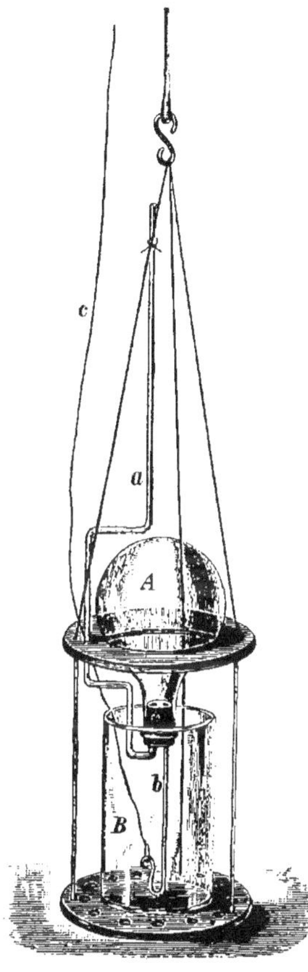

Fig. 2. — Appareil de Lepsius.

Lepsius a imaginé un appareil très convenable (fig. 2) pour prélever des échantillons d'eau dans des trous de sonde. Le vase B, analogue à un gobelet de verre, et le ballon renversé A sont établis sur un support. Dans le goulot du ballon sont fixés deux tubes, dont l'un *a*,

qui est ouvert, est recourbé par en haut, tandis que l'autre *b*
est étiré en pointe capillaire et fermé à la lampe. Le ballon
et le premier tube de verre sont remplis complètement de
mercure et la partie capillaire de l'autre tube est munie d'un
cordon *c*. L'appareil étant ainsi disposé, on le descend, à
l'aide d'une corde suffisamment solide, jusqu'à la profondeur désirée, et l'on brise la pointe capillaire en tirant sur
le cordon. Le mercure se déverse alors dans le vase inférieur
et aspire l'eau dans le ballon par le tube *a*, recourbé supérieurement. Lorsqu'on a retiré du trou de sonde l'appareil
ainsi chargé de l'échantillon d'eau, on verse ce dernier,
pour le transporter au laboratoire, dans un autre vase, et
l'on redonne à l'appareil sa première disposition, afin de pouvoir s'en servir pour une nouvelle prise.

Quantité d'eau à prélever.

Il est difficile de donner des indications précises relativement à la quantité d'eau à prélever, parce que d'une part il
dépend de l'habileté de chacun de grouper d'une manière pratique la série des déterminations nécessaires, et que d'autre
part il ne sera que rarement utile d'étendre la recherche à
tous les éléments que peut contenir l'eau. Les quantités
nécessaires pour exécuter convenablement les différentes
analyses, quantités qui sont mentionnées dans la description
de celles-ci, peuvent servir de point d'appui. Un échantillon
de trois litres environ sera généralement suffisant; mais ici
un excès ne peut jamais nuire, d'autant plus que la non-

réussite de l'une ou l'autre des déterminations peut avoir
pour conséquence une lacune dans le résultat de l'analyse,
lacune qu'il n'est plus possible de combler, à défaut de matière identique à celle dont on s'est déjà servi.

Température de l'échantillon.

La détermination de la température de l'eau doit être effectuée en même temps que la prise de l'échantillon, parce que
cette température est exposée à de rapides changements. *Pettenkofer* a imaginé dans ce but un
thermomètre (fig. 3), dont la boule est entourée
d'un vase ouvert. Ce dernier, lorsqu'on immerge
l'instrument, se remplit d'eau, et les mouvements de la colonne mercurielle jusqu'au moment de la lecture sont ainsi empêchés autant
que possible. Le thermomètre, fixé à un cordon
gradué, est plongé jusqu'à la profondeur à
laquelle l'échantillon doit être prélevé. L'eau
qui a alors pénétré dans le vase entourant le
thermomètre, est remplacée par l'eau à analyser
au moyen de mouvements saccadés auxquels
on soumet l'instrument à plusieurs reprises.
Au bout de quelques minutes, on peut admettre
que le thermomètre a pris la température de la
couche d'eau où il est plongé ; on le retire alors
rapidement et on fait la lecture. Il est évident que l'on
doit de temps en temps s'assurer de l'exactitude du ther-

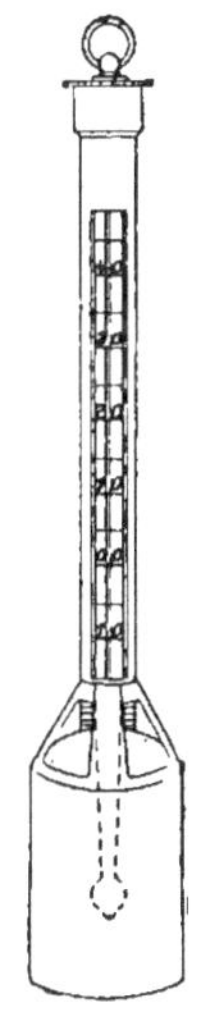

Fig. 3.
Thermomètre
de Pettenkofer.

momètre, et le munir d'une correction, si c'est nécessaire.

Examen préliminaire de l'aspect, du goût, de l'odeur et de la réaction de l'eau.

Il est avantageux, au moment de la prise de l'échantillon, de noter les observations que l'on peut faire sur ce dernier à l'aide de la vue, du goût, de l'odorat et des papiers réactifs; si les résultats ainsi obtenus n'offrent qu'une faible importance, ils peuvent cependant avoir souvent quelque utilité pour les essais physique et chimique qui seront effectués ultérieurement. On observera la coloration de l'eau et on cherchera à se rendre compte si le trouble que le liquide peut présenter est produit par des éléments en suspension plus ou moins volumineux. Maintes fois, une contamination soupçonnée est justifiée par l'aspect de l'eau, et souvent sa saveur et son odeur vous conduisent à choisir un autre endroit pour la prise de l'échantillon. On peut en dire autant d'un essai préliminaire de la réaction chimique, au moyen d'un papier de tournesol sensible.

Examen des conditions locales.

Pour découvrir les causes de la contamination des eaux et la voie par laquelle celle-ci a pu se produire, la prise de l'échantillon doit être précédée d'un examen attentif des conditions locales. Sous ce rapport, il faut prendre en considération le voisinage d'habitations et les dispositifs dont celles-ci sont

pourvues pour l'éloignement des ordures ménagères et des matières fécales, la proximité de fabriques et les moyens qu'elles
emploient pour l'élimination de leurs eaux résiduelles, ainsi que
de mines au point de vue de la nature des eaux des galeries. Le
contenu d'une fosse à fumier ou d'un égout non étanches, le
voisinage d'étables mal pavées ou de dépôts d'immondices
peuvent avoir pour conséquence une altération profonde de
l'eau souterraine. En outre, dans nombre de cas, il faut considérer le mode de culture pratiqué, c'est-à-dire examiner si ce
sont les terres labourables, les prairies ou les forêts qui prédo-
minent, ou si ce sont des fumiers d'étable ou des engrais dits
artificiels (kainite, phosphatite, scorie de Thomas, gypse, etc.)
que l'on emploie, autant que la configuration du bassin d'un
fleuve peut favoriser l'entraînement de matières impures.

Il faut aussi tenir compte de la nature du sol. De grandes
surfaces de marais et de tourbières communiquent à l'eau
certaines propriétés ; elle absorbe quelquefois des substances
humiques qui, à l'état dissous, lui donnent une couleur jaunâtre ou brunâtre. La nature de la formation géologique
exerce généralement une grande influence sur la composition
de l'eau, celle-ci absorbant des éléments du sol à la faveur de
son pouvoir dissolvant et par l'action chimique des substances
qu'elle renferme déjà. Ces phénomènes sont mis en évidence
de la manière la plus nette par les recherches de *E. Reichardt.*
(Voy. le tableau ci-contre.)

Pour ce qui concerne l'altération de la pureté de l'eau des
fleuves, il faut, sans s'occuper de la cause qui la produit,
tenir compte du caractère de ces cours d'eau, parce que ce

100 000 PARTIES D'EAU CONTENAIENT :							
NATURE de la FORMATION GÉOLOGIQUE	RÉSIDU d'évaporation.	ACIDE AZOTIQUE (Az^2O^5)	CHLORE (Cl)	ACIDE SULFURIQUE (SO^3)	CHAUX (CaO)	MAGNÉSIE (MgO)	QUANTITÉ des substances organiques réduites en KMnO⁴.
Granite . . . . a.	2,44	»	0,33	0,39	0,97	0,25	0,31
Granite . . . . b.	7 »	»	0,12	0,34	3,08	0,91	0,08
Granite . . . . c.	21 »	»	traces.	1,03	4,48	2,10	0,09
Mélaphyre	16 »	»	0,84	1,71	6,16	2,25	0,38
Basalte	15 »	»	traces.	0,31	3,16	2,80	0,04
Porphyre argileux. . . .	2,50	»	»	0,34	0,56	0,18	0,16
Schiste argileux . . a.	12 »	»	0,25	2,40	5,04	0,73	»
Schiste argileux . . b.	6 »	»	0,88	0,17	0,28	0,36	0,35
Schiste argileux . . c.	7 »	traces.	0,20	0,50	0,56	0,18	0,34
Schiste argileux . . d.	18 »	traces.	1,06	1 »	4,40	1,08	0,42
Grès bigarré. . . . a.	22,50	0,98	0,42	0,88	7,30	4,80	0,28
Grès bigarré. . . . b.	30 »	0,40	0,32	0,34	9,52	0,72	0,18
Grès bigarré. . . . c.	19 »	traces.	0,89	2,75	3,92	2,80	0,08
Grès bigarré. . . . d.	9 »	»	0,75	»	1,00	0,36	0,05
Muschelkalk	32,50	0,02	0,37	1,37	12,90	2,90	0,14
Chaux dolomitique . . .	41,80	0,23	»	3,40	14,00	6,59	0,11
Une source du gypse . .	236,50	»	1,61	110,83	76,60	12,25	traces

dernier est décisif pour le degré que peut atteindre l'épuration spontanée. Indiquer avec quelques développements ce que deviennent les matières étrangères dans l'eau des fleuves, nous entraînerait trop loin pour le présent ouvrage ; nous nous bornerons à dire que non seulement l'activité du monde végétal inférieur (algues, champignons et bactéries dans le sens restreint), mais encore la végétation de plantes supérieures sur les rives et dans les endroits peu profonds offrent de l'importance, et que la vitesse du courant joue un rôle prépondérant dans la production de ces phénomènes, dont les effets ne sont pas encore exactement connus dans leurs détails. Abstraction faite de ces circonstances compliquées, on devra, lors de la prise de l'échantillon, avoir égard au mouvement de l'eau, parce que, suivant le degré de ce dernier, il se produit un mélange plus ou moins intime avec les matières impures et éventuellement une sédimentation de la portion insoluble de celles-ci, et qu'en outre l'absorption de l'oxygène par l'eau en dépend. Ici, il y a lieu de considérer les conditions naturelles qui peuvent être la cause du mouvement de l'eau des fleuves, comme, par exemple, la pente de la contrée et les sinuosités du cours du fleuve qui en sont la conséquence. Les obstacles opposés au courant par la main de l'homme, sous forme de digues et autres dispositifs destinés à arrêter l'eau, ne sont pas moins importants. La comparaison d'échantillons pris au-dessus et au-dessous de ces obstacles fournit souvent des indications très instructives sur les conditions existantes.

Dans les cas où la quantité des immondices déversées dans l'eau peut être supposée connue, on se forme une opinion très nette relativement au degré de la contamination ou de l'amoindrissement de celle-ci par voie naturelle (épuration spontanée), si l'on peut convertir les nombres relatifs de l'analyse en valeurs absolues. Toutefois, cela suppose une connaissance à peu près exacte du volume de l'eau du fleuve au moment du prélèvement de l'échantillon. Mais ce n'est pas l'affaire de l'hygiéniste d'effectuer lui-même de pareilles déterminations ; pour atteindre son but, il devra se mettre en rapport avec les autorités que cela concerne ou avec d'autres personnes compétentes.

Examen des conditions météorologiques.

Dans nombre de cas, il est indiqué de porter son attention sur certaines conditions météorologiques. Pour les eaux superficielles peu profondes ou pour celles qui n'ont qu'un faible courant et surtout dans le voisinage de la mer (à l'embouchure des fleuves), l'intensité et la direction du vent exercent une certaine influence sur la composition de l'eau. La quantité d'eau qui est tombée (sous forme de pluie, de neige, etc.) avant l'analyse, offre une importance particulière. En général, on cherchera à éviter de trop grandes quantités de pluie tombées subitement et une sécheresse persistante, à moins qu'il ne semble nécessaire d'effectuer l'analyse à l'un de ces moments. L'expérience a, en effet, appris que les eaux superficielles, après de grandes pluies, renferment plus de substances organiques, qui proviennent des terres environnantes, et que d'un autre côté, lorsque les pluies sont rares, elles reçoivent plus des eaux profondes et des sources, qui donnent lieu à un enrichissement en éléments minéraux dont la nature varie avec la formation géologique. Avec certaines restrictions, l'eau qui se meut à l'intérieur du sol est aussi soumise à de pareils changements sous l'influence de ces phénomènes naturels.

CHAPITRE II

EXAMEN PHYSIQUE DE L'EAU

L'examen des propriétés physiques de l'eau offre une certaine importance pour l'appréciation de sa qualité ; ces propriétés sont généralement faciles à constater. L'instinct nous a appris, sans analyse préalable, à rejeter comme boisson une eau qui n'offre pas une température fraîche, qui n'est pas claire et limpide et sans aucune saveur particulière étrangère. Il est cependant avantageux de donner plus de précision à ces observations générales, de déterminer à l'aide de méthodes spéciales le degré de la propriété en question, afin de pouvoir déduire du résultat une conclusion *objective.*

L'examen physique doit, dans un certain sens, être considéré comme un essai préliminaire fournissant quelques indications sur la manière dont l'analyse chimique devra être conduite. La couleur de l'eau, son odeur, sa saveur, attireront l'attention sur la présence de substances, dont la détermination doit être faite par l'analyse chimique ; le poids spécifique donnera un aperçu sur la quantité des éléments qui se trouvent en dissolution.

On peut discuter sur la question de savoir si le côté phy-

sique de l'analyse de l'eau est ou n'est pas indispensable ;
dans la plupart des cas, l'examen physique est l'occasion de
quelque observation intéressante, et pour cette seule raison.
on devrait ne pas le négliger.

Température de l'eau.

Lors de l'essai physique de l'eau, on aura rarement l'occasion d'effectuer la détermination de sa température, parce que,
pour les raisons mentionnées précédemment (p. 14), il convient de prendre la température de l'eau au moment du prélèvement de l'échantillon. Cette détermination ne peut être
justifiée que pour se rendre compte de la variabilité de la
température, et en pareil cas elle devrait être pratiquée avec
un thermomètre convenable divisé en dixièmes de degré. Mais
on ne pourra tirer aucune conclusion du résultat obtenu, et
c'est tout au plus s'il indiquera que l'échantillon a pu éprou-
ver des modifications dans sa composition bactériologique
et chimique.

Coloration de l'eau.

La quantité des éléments colorants en dissolution dans
l'eau produit des changements d'aspect dont la détermination peut avoir de l'importance à plusieurs points de vue.
Les différences de coloration peuvent être déterminées par
comparaison avec une colonne d'eau distillée pure de même
hauteur. A cet effet, on verse l'eau à essayer, préalablement
filtrée, dans une éprouvette d'environ 70 cm. de hauteur, et
avec de l'eau distillée on remplit une seconde éprouvette

semblable jusqu'à la même hauteur. Les deux vases étant posés sur une feuille de papier blanc, on regarde de haut en bas les deux colonnes liquides et on observe la différence de coloration. Comme les rayons lumineux tombant latéralement nuisent à l'observation, il est convenable d'entourer les deux éprouvettes avec du papier noir.

En l'absence de circonstances extraordinaires (présence dans l'eau de certaines matières colorantes), la coloration de l'eau varie généralement du jaunâtre au jaune-brun et elle offre alors beaucoup d'analogie avec des solutions de caramel étendues. C'est pour cela qu'on s'est servi de cette substance pour l'évaluation approximative de la coloration de l'eau, en ajoutant de l'eau distillée à une pareille solution de richesse déterminée, jusqu'à obtention de la même nuance que l'eau examinée.

Pour préparer la solution de caramel, on dissout 1 gr. de sucre de canne pur dans 40-50 cm³. d'eau distillée, on fait bouillir pendant dix minutes, après avoir ajouté 1 cm³. d'acide sulfurique étendu (1 : 3), puis on verse 1 cm³. de lessive de soude (une partie d'hydrate de sodium et deux parties d'eau) et on fait de nouveau bouillir pendant le même temps. Après le refroidissement, on ajoute une quantité d'eau distillée suffisante pour former le volume de 1 litre ; *un* centimètre cube correspond à un milligr. de caramel.

Essai de l'eau. — Pour effectuer la détermination, on verse dans une éprouvette en verre incolore l'eau filtrée en quantité suffisante pour que la colonne liquide ait une hauteur de

40 centimètres. Dans une seconde éprouvette de même grandeur, on prépare avec la solution de caramel un mélange qui avec la même hauteur ne laisse plus reconnaître de différence de nuance. La quantité de caramel employée permet de tirer une conclusion sur le degré de la coloration.

Les eaux qui renferment de grandes quantités de fer sous forme de carbonate de protoxyde laissent déposer, lorsqu'elles sont abandonnées à elles-mêmes au contact de l'air, un précipité brun-rouge d'hydrate de peroxyde de fer.

Poids spécifique.

La détermination du poids spécifique n'offre qu'une importance secondaire. Pour les eaux naturelles, même chargées d'impuretés, les différences ne sont généralement que de quelques décimales, ce qui n'est pas d'un grand secours pour l'appréciation de la qualité des eaux. Les éléments dissous dans les eaux ménagères se reconnaissent mieux par l'essai chimique.

Cependant, dans les cas où il paraîtrait utile de se servir de ce procédé, on pourrait employer un picnomètre ou un aréomètre avec graduation indiquant de faibles différences.

L'emploi du picnomètre ou flacon à densité (fig. 4) suppose l'observation des mêmes températures pour l'eau à essayer et l'eau distillée servant pour la comparaison. On remplit d'abord l'instrument avec de l'eau distillée et l'on détermine le poids du contenu, après que le thermomètre que porte le bouchon de verre n'accuse plus de variations. Le résultat indique le poids d'un volume déterminé (v). Le picnomètre est ensuite lavé plusieurs fois avec l'eau à essayer, puis il est rempli complètement, et le bouchon muni de son thermomètre est placé dans le goulot du flacon, sans être enfoncé entièrement. Lorsque la température notée précédemment est atteinte, on

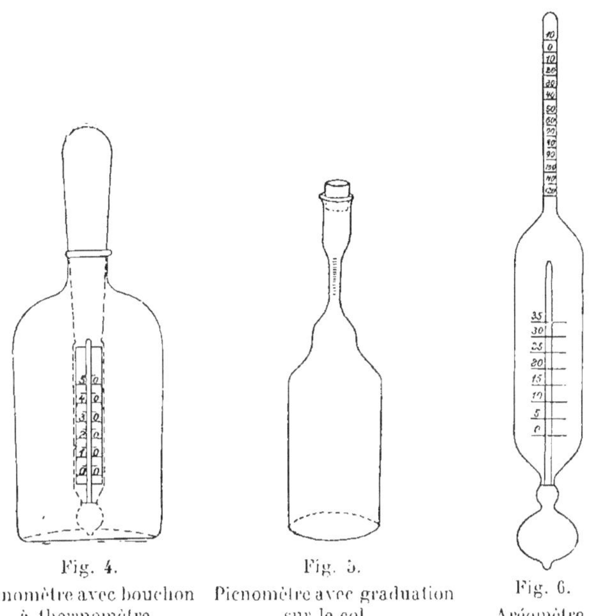

Fig. 4.
Picnomètre avec bouchon
à thermomètre.

Fig. 5.
Picnomètre avec graduation
sur le col.

Fig. 6.
Aréomètre.

pousse le bouchon de façon à fermer complètement le flacon, on débarrasse ce dernier avec soin de l'eau adhérente et on le pèse rapidement; on obtient ainsi le poids absolu de l'eau (p). Le quotient de $\dfrac{p}{v}$ donne le poids spécifique de l'eau essayée.

Pour les eaux qui sont riches en gaz volatils (acide car-

bonique libre), on emploie un petit flacon dont le col est
muni d'une graduation et qui, à une certaine distance au-
dessus de celle-ci, peut être fermé hermétiquement au moyen
d'un bouchon (fig. 5). On amène les deux liquides à la même
température avant de les verser dans l'instrument et l'on
procède du reste comme précédemment.

On peut aussi déterminer le poids spécifique de l'eau, mais
avec moins d'exactitude, à l'aide d'un aréomètre (fig. 6), sur
lequel, dans tous les cas, on devra pouvoir lire les quatrièmes
décimales.

Pour se servir de l'aréomètre, on verse l'eau dans une
éprouvette dont le diamètre permet à l'instrument qui est
plongé dans le liquide de se mouvoir tout à fait librement.
L'observation d'une température déterminée est ici inutile,
parce que les tables qui accompagnent l'aréomètre permettent
d'effectuer les corrections nécessaires.

Odeur de l'eau.

Afin de rendre les matières odorantes plus faciles à reconnaître, on chauffe 100 à 200 cm³ d'eau à 50-60° dans un
flacon à large ouverture. Pour distinguer si l'apparition d'une
odeur putride est due à de l'hydrogène sulfuré, on ajoute à
l'eau une solution de sulfate de cuivre; l'hydrogène sulfuré
est ainsi combiné à du cuivre, d'après l'équation :

$$H^2S + Cu\,SO^4 = Cu\,S + H^2SO^4$$

L'emploi d'acétate de plomb dans le même but n'est pas à
conseiller, parce que dans la réaction il est facilement mis

en liberté un peu d'acide acétique, dont l'odeur gêne l'observation.

L'essai par l'odorat permet souvent de reconnaître des
substances volatiles avec une certitude plus grande que ne
peut le faire l'analyse chimique.

Saveur de l'eau.

Les essais relatifs à la saveur de l'eau peuvent donner lieu
à des erreurs lorsqu'ils sont effectués à basse température.
C'est pour cela qu'il est indiqué de chauffer de petits échantillons à 15-20°, avant de procéder à la dégustation. Cet essai
ne fournira en général que peu de renseignements, autant
qu'il ne s'agit pas d'une eau saumâtre ou analogue à une
eau saline, d'une eau très ferrugineuse ou dont la pureté est
altérée par des gaz étrangers. Le manque d'acide carbonique
se fait généralement remarquer par une saveur fade.

CHAPITRE III

ANALYSE CHIMIQUE QUALITATIVE ET QUANTITATIVE DE L'EAU

La nature ne nous offre jamais l'eau avec sa forme pure, sous laquelle elle constitue le corps chimique H^2O ; nous y trouvons toujours en dissolution des substances qui doivent en quelque sorte être considérées comme ses éléments. La quantité et la nature de ceux-ci communiquent à l'eau certaines propriétés ou permettent de tirer des conclusions au point de vue hygiénique sur sa pureté et sa salubrité. L'analyse chimique de l'eau offre une importance particulière non seulement pour mettre en évidence la constitution actuelle, mais encore et surtout pour déterminer la nature et l'origine de la contamination.

Dosage des substances en suspension.

Dans l'échantillon d'eau prélevé ou dans un litre et demi à deux litres du liquide, on laisse d'abord déposer les éléments en suspension, et à cet effet on abandonne l'eau au repos dans un endroit frais. Un filtre dont la teneur en cendre est connue, est desséché à 100-110° et son poids est déterminé. L'eau claire surnageante est maintenant versée sur ce filtre et le liquide filtré, recueilli dans un flacon sec ou lavé plusieurs fois avec ce même liquide, est conservé pour l'analyse chimique ultérieure. On porte sur le filtre le dépôt de l'eau à essayer en lavant plusieurs fois le vase avec de l'eau distillée. Naturellement, on ne mélangera pas l'eau de lavage avec l'eau à analyser. Les matières qui peuvent adhérer à la paroi du vase sont détachées à l'aide d'une baguette de verre, dont l'extrémité est recouverte d'un bout de tube de caoutchouc. Le contenu du filtre est lavé avec soin à l'eau distillée. il est ensuite desséché à 110° jusqu'à poids constant et pesé entre deux verres de montre, après refroidissement dans l'exsiccateur.

Pour déterminer la partie organique des substances en suspension, on fait tomber le contenu du filtre dans un creuset de platine pesé, on brûle le filtre dans une spirale de platine et l'on ajoute la cendre dans le creuset. Pour brûler la substance organique, on chauffe le creuset ouvert sur la flamme. Pour transformer en carbonates les oxydes de calcium et de magnésium qui ont pu se former, on humecte le résidu refroidi avec un peu d'eau distillée, chargée d'acide carbonique, dont on chasse l'excès, et on calcine de nouveau doucement.

Après refroidissement du creuset dans l'exsiccateur, on détermine sa diminution de poids.

Le poids des substances en suspension, ainsi que celui de la portion organique de ces substances, après déduction de la cendre du filtre, sont calculés en milligrammes par litre d'eau.

Résidu et perte par calcination.

Résidu. — On détermine le poids de toutes les substances non volatiles (à 100-110°) dissoutes dans l'eau, le *résidu*, en évaporant une quantité d'eau déterminée et pesant le reste.

Pratique de l'analyse. — On chauffe au rouge une capsule en porcelaine (ou mieux en platine) de 50 cm³ de capacité environ ; après refroidissement dans l'exsiccateur, on détermine exactement son poids. De l'eau préalablement filtrée, on mesure 300-500 cm³ et on évapore peu à peu cette quantité dans la capsule, qui est chauffée au bain-marie et qu'on ne doit jamais remplir qu'à moitié. Afin d'éviter qu'il se perde de l'eau lorsqu'on verse celle-ci, on recouvre le bord extérieur du vase, dans le point d'où l'eau est déversée, d'une couche de graisse extrêmement légère, et l'on fait toujours couler l'eau dans la capsule à l'aide d'une baguette de verre. On lave finalement le vase plusieurs fois avec un peu d'eau distillée et l'on verse également l'eau de lavage dans la capsule pour l'évaporer. Dès qu'il en est ainsi, on maintient la capsule pendant deux heures environ dans une étuve chauffée à 110° ; on la laisse ensuite refroidir dans l'exsiccateur et l'on détermine le poids du résidu. La dessiccation doit être continuée jusqu'à ce que, ayant chauffé pendant une heure après chaque interruption, les deux dernières pesées aient donné des poids concordants.

L'évaporation de l'eau doit être effectuée dans un local exempt de poussière. Pour empêcher la chute de particules de pous-

sière, on peut aussi fixer au-dessus de la capsule, à quelques centimètres de distance de celle-ci, un grand entonnoir renversé.
[Afin que l'on puisse recevoir dans un vase l'eau résultant
de la condensation de la vapeur sur les parois de l'entonnoir,
on incline un peu ce dernier; avec l'entonnoir de *V. Meyer*,
on obtient bien plus commodément le même résultat; le bord
inférieur de cet appareil est recourbé en dedans et l'eau con-
densée se rassemble dans la rigole ainsi produite, puis
s'écoule par une tubulure latérale.] Une bonne eau donne
un résidu presque blanc; en présence de matières organiques (ainsi que de certaines combinaisons du fer), le résidu
prend une coloration jaunâtre ou brun-jaune.

Le poids du résidu est calculé pour un litre d'eau et
exprimé en milligrammes.

Perte par calcination. — Si l'on chauffe le résidu au rouge,
il éprouve une diminution de poids qui est désignée sous le
nom de *perte par calcination*.

Pratique de l'analyse. — La capsule avec le résidu, dont le
poids a été déterminé définitivement, est chauffée doucement
au rouge, jusqu'à ce qu'on ait obtenu une cendre blanche. On
laisse ensuite refroidir la capsule dans l'exsiccateur et on en
détermine de nouveau le poids. La différence indique la perte
par calcination.

Cette perte ne résulte pas seulement de la combustion
des matières organiques; une série d'autres processus qui
se passent pendant le chauffage au rouge contribuent
aussi au changement de poids du résidu. Les sels à acide

organique sont transformés en carbonates, les azotates et les azotites sont détruits en présence de matières organiques, et les sulfates éprouvent une décomposition partielle. Certains sels (le sulfate de calcium par exemple) conservent encore leur eau de cristallisation à 110°. Pour obtenir des résultats tant soit peu uniformes, il faut observer les précautions suivantes. D'abord, lors de la calcination du résidu, on n'ira que jusqu'au *rouge sombre*, afin d'éviter la volatilisation des chlorures alcalins et la transformation d'autres chlorures en chlorures basiques. Pour remplacer l'acide carbonique dégagé, on humecte le résidu refroidi avec un peu d'eau distillée chargée d'acide carbonique et l'on expulse l'eau en chauffant tout doucement. L'emploi du carbonate d'ammonium dans la même intention est moins convenable, parce que ce sel peut facilement transformer les chlorures alcalins en carbonates. Afin d'éviter une perte en chlore, il est indiqué, avec les eaux très riches en chlorures, d'ajouter en excès, bien avant la détermination du résidu, une solution de carbonate sodique de richesse connue. Le chlorure de magnésium, par exemple, est ainsi transformé en carbonate, tandis que son chlore est combiné au sodium.

La quantité en poids du carbonate de sodium ajouté est finalement retranchée, lors de la détermination du résidu et de la perte par calcination.

Malgré les précautions qui viennent d'être indiquées, la détermination de la perte par calcination ne donnera des nombres valables que si les substances organiques sont en quantité relativement grande.

Dans la plupart des cas, il suffira d'enregistrer comme le résultat d'un essai qualitatif, les phénomènes qui se passent pendant la calcination du résidu (changements de couleur, dégagement d'odeur). On a groupé ces phénomènes de la manière suivante :

1. S'il n'y a pas de matières organiques et si les sels de chaux sont en quantité prédominante, le résidu ne fait que blanchir lors de la calcination.

2. S'il y a peu de substance organique, il se produit pendant le chauffage une légère coloration brune qui ne dure que quelques instants et est finalement remplacée par une couleur blanche pure.

3. En présence d'une quantité un peu plus grande de matière organique, le résidu offre par places une coloration noire que l'on ne peut faire disparaître que par un chauffage intense et prolongé.

4. Dans le cas de la présence de grandes quantités de matière organique, la masse tout entière noircit immédiatement sous l'influence du chauffage et il se dégage en outre une odeur de plumes ou de poils brûlés ; il est difficile, sinon impossible d'obtenir une cendre blanche. (*Flügge.*)

Dosage des substances organiques.

Méthode de Kubel-Tiemann.

La détermination de la perte par calcination du résidu d'évaporation ne nous donne que des indications peu satisfaisantes sur la quantité des matières organiques. Nous obtenons une notion plus précise de cette grandeur en déterminant combien il faut d'oxygène pour l'oxydation des éléments organiques présents. La composition variable de ces derniers et, en outre, cette circonstance que les corps inorganiques suroxydables, comme l'acide azoteux ou le protoxyde de fer absorbent également de l'oxygène pour passer à leur degré supérieur d'oxydation (acide azotique — peroxyde de fer), montrent de la manière la plus évidente qu'un pareil procédé ne peut donner que des résultats approximatifs. Cependant, ces résultats comparés entre eux sont suffisants pour qu'on puisse se rendre compte de la valeur d'une eau au point de vue hygiénique.

La méthode de *Kubel-Tiemann* est basée sur la propriété que possède le permanganate de potassium de céder de l'oxygène en présence d'acide sulfurique. La réaction se passe d'après l'équation.

$$2KMnO^4 + 3H^2SO^4 = 2MnSO^4 + K^2SO^4 + 3H^2O + 5O.$$

Pour appliquer la méthode, on dissout 0,40 gr. à 0,42 gr. de permanganate de potassium dans 1 litre d'eau distillée. Une pareille solution cède par centimètre cube à peu près 0,1 milligr. d'oxygène. La quantité de l'oxygène cédé est déterminée exactement au moyen d'une solution d'acide oxalique de richesse connue. Avec l'oxygène, l'acide oxalique se décompose en acide carbonique et eau, d'après l'équation :

$$C^2H^2O^4 + O = 2CO^2 + H^2O$$

L'acide oxalique cristallise avec deux molécules d'eau de cristallisation ; son poids moléculaire s'élève à :

$$
\begin{array}{llr}
2 & C & 24 \\
2 & H & 2 \\
4 & O & 64 \\
4 & H & 4 \\
2 & O & 32 \\
\hline
 & & 126
\end{array}
$$

Le poids moléculaire du permanganate de potassium est égal à :

$$
\begin{array}{llr}
K & & 39 \\
Mn & & 54,8 \\
4O & & 64 \\
\hline
 & & 157,8
\end{array}
$$

En conséquence de l'équation précédente, une solution d'acide oxalique devant absorber, par centimètre cube, 0,1 milligr. d'oxygène, doit contenir par litre 0,7875 gr. d'acide oxalique cristallisé, parce que

$$
16 : 126 = 0,1 : x
$$
$$
x = 0,7875
$$

On n'a pas l'habitude de préparer une solution de permanganate équivalent, à l'acide oxalique en pesant exactement la quantité correspondante du sel, parce que de faibles quantités de poussière diminuent sa valeur. Ce n'est qu'au bout de plusieurs jours que la solution acquiert une valeur constante, qui ensuite, si elle est conservée convenablement, se maintient inaltérée pendant un temps assez long. Nous devrons donc tout d'abord fixer le titre de la solution de permanganate.

Fixation du titre. — Il est nécessaire pour la fixation du titre de posséder une eau qui soit complètement exempte de matières organiques. Une capsule en porcelaine ayant à peu près 200 cm³ de capacité est bien nettoyée avec de l'acide chlorhydrique et lavée avec soin à l'eau distillée. Une baguette de verre nettoyée de la même manière est placée dans la capsule, où l'on verse ensuite 100 cm³ d'eau distillée et 5 cm³ d'acide sulfurique dilué (1 : 3). On ajoute quelques gouttes de permanganate de potassium et l'on fait bouillir ce mélange pendant dix minutes. Tant qu'il y a décoloration on ajoute de nouvelles quantités de permanganate. On verse ensuite goutte à goutte et en agitant de la solution d'acide oxalique, jusqu'à décoloration complète du liquide. A l'eau ainsi préparée on ajoute à l'aide d'une pipette 10 cm³ de solution d'acide oxalique, et ensuite on fait couler goutte à goutte dans le liquide chaud la solution de permanganate contenue dans une burette, en continuant jusqu'à l'apparition d'une coloration rose.

Exemple. — Les 10 cm³ de solution d'acide oxalique ont exigé 9,4 cm³ de solution de permanganate de potassium ; 9,4 cm³ équivalent alors à 1 milligr. d'oxygène et le titre est égal à 9,4.

Si l'on a par hasard ajouté trop de permanganate, on chauffe de nouveau le liquide à l'ébullition, on ajoute encore

10 cm³ de solution d'acide oxalique et l'on procède comme précédemment pour obtenir le titre exact.

Pratique de l'analyse. — La capsule en porcelaine est vidée, et, *sans* la laver, on y verse 100 cm³ de l'eau à analyser, puis 5 cm³ d'acide sulfurique, et l'on chauffe à l'ébullition. Dès que le liquide commence à bouillir, on ajoute, à l'aide de la burette de nouveau remplie jusqu'au zéro, quelques centimètres cubes de solution de permanganate de potassium, on maintient le liquide en ébullition en ajoutant de nouveau sans interruption du permanganate de potassium, dans le cas où le liquide se décolorerait. La capsule est éloignée de la flamme, et on ajoute alors 10 cm³ de solution d'acide oxalique, ce qui produit une décoloration complète ; on titre ensuite avec la solution de permanganate jusqu'à apparition d'une coloration rose, puis on lit sur la burette le nombre de centimètres cubes employés.

Exemple :

On a employé. . . . . 16,7 cm³ de permanganate.
10 cm³ d'acide oxalique ont exigé. . 9,4 —   —   (titre)
100 cm³ d'eau ont donc exigé . . . . 7,3 —   —
    Comme 9,4 cm³ de permanganate $= 1$ milligr. d'oxygène, 7,3 cm³ correspondent à x cm³ ; $x = 0,777$.

Les matières organiques contenues dans 100 cm³ d'eau ont par conséquent exigé pour leur oxydation 0,777 milligr. d'oxygène, ce qui fait pour 1 litre d'eau 7,77 milligr. d'oxygène.

Remarques. — Si l'eau est très riche en matières organi-

ques, il faut opérer sur des dilutions, que l'on obtient avec
de l'eau préparée comme celle qui a servi pour la fixation du
titre.

Si l'eau renferme beaucoup de fer, il faut retrancher la
quantité d'oxygène qui a été employée à la transformation
du protoxyde de fer (généralement à l'état de carbonate) en
peroxyde. Dans ce cas, il est convenable d'effectuer l'analyse,
non pas dans une capsule en porcelaine, mais dans un ballon.
Après avoir terminé l'analyse, on ajoute au liquide contenu
dans le ballon un peu de zinc métallique pur ; sous l'influence
de l'hydrogène naissant résultant de l'action de l'acide sulfurique renfermé dans la liqueur, le peroxyde de fer (formé
par l'action de l'oxygène abandonné par le permanganate de
potassium) est de nouveau réduit en protoxyde, dont on
détermine l'oxydabilité à l'aide du permanganate, en procédant comme il a été dit précédemment. On doit favoriser le
dégagement de l'hydrogène en chauffant doucement et ajoutant quelques petits morceaux de platine. L'oxygène employé
dans cette expérience doit être retranché de l'oxydabilité
totale de l'eau. Afin d'empêcher toute oxydation du fer par
l'oxygène de l'air, on se servira pour l'analyse d'un ballon
pas trop grand, et après l'addition du zinc on fermera le vase
avec un bouchon percé de deux trous, puis pendant la réduction on fera passer dans le ballon un courant d'acide carbonique. On arrive plus commodément au même but en se
servant de la soupape de *Bunsen*. Un bouchon percé d'un
seul trou porte un tube de verre court ; ce dernier est coiffé
d'un petit bout de tube de caoutchouc fermé supérieurement

et muni sur le côté d'une fente verticale faite à l'aide d'un instrument bien tranchant. L'hydrogène en excès peut se dégager facilement par cette fente, en empêchant tout le temps que dure le dégagement l'accès de l'air extérieur.

La solution d'acide oxalique ne conserve pas longtemps son titre, parce qu'il s'y forme promptement des moisissures, et alors naturellement elle ne peut plus servir. On peut empêcher la production de moisissures par stérilisation de la solution dans un courant de vapeur d'eau. (Voyez plus loin *Préparation des milieux nutritifs*.) [*E. Fricke* obtient le même résultat en ajoutant à la solution 1 gr. d'acide borique par litre ; cet acide n'aurait aucune influence sur le permanganate et la liqueur ainsi traitée conserverait son titre intact pendant deux mois et demi.]

Le degré d'oxydation est parfois exprimé par le nombre des milligrammes de permanganate de potassium employés. On trouve ce nombre en multipliant par 4 les milligrammes d'oxygène qui ont été nécessaires pour l'oxydation des substances organiques ou dans le cas inverse en divisant par 4.

Méthode de A. Lévy.

[Dans cette méthode, la proportion de la matière organique est également évaluée d'après le poids d'oxygène cédé par le permanganate de potassium employé pour l'oxydation de cette matière, l'opération étant effectuée en liqueur alcaline.

On verse dans un ballon 100 cm³ de l'eau à analyser, puis 3 cm³ d'une solution de bicarbonate de sodium à 10 p. 100 et 10 cm³ (ou plus, mais toujours en volume exactement

mesuré) d'une solution de permanganate de potassium à
0,50 gr. par litre. On fait ensuite bouillir pendant dix minutes.
Le liquide doit conserver sa couleur rouge. S'il n'en est pas
ainsi, on y ajoute encore du permanganate en quantité exactement mesurée. Le mélange étant refroidi, on y verse 2 ou
3 cm³ d'acide sulfurique pur, et immédiatement après 5 cm³
d'une solution de sulfate double de fer et d'ammonium (on
prépare cette solution en dissolvant 20 gr. du sel double et
10 gr. d'acide sulfurique dans une quantité d'eau suffisante pour obtenir le volume de 1 litre). On titre ensuite
avec le permanganate jusqu'à coloration rosée persistante, et
on note le nombre de centimètres cubes nécessaires pour
obtenir ce résultat. On recommence ensuite l'opération avec
200 cm³ d'eau et en employant les mêmes quantités de
réactifs que la première fois ; on note le nombre des centimètres cubes de permanganate nécessaires pour produire la
teinte rosée, et avec la différence entre ce chiffre et celui de
la première analyse, on calcule le poids de l'oxygène qui a
été cédé par le permanganate à la matière organique contenue
dans 100 cm³ d'eau, sachant que 1 cm³ de la solution de permanganate de potassium peut céder 0,125 milligr. de ce gaz.

Comme d'après les expériences de *Pouchet* et *Bonjean*[1],
on doit considérer comme suspecte l'origine de la matière
organique lorsque, la quantité d'oxygène absorbée dépassant
1 milligramme par litre, ce chiffre est plus élevé en solution
alcaline qu'en solution acide, il est convenable d'effectuer

[1] *Annales d'hygiène*, juillet 1897.

simultanément la détermination de la matière organique en liqueur acide et en liqueur alcaline. Voy. chap. VI.]

Chlore (acide chlorhydrique, chlorures).

Recherche qualitative.

On acidifie 10 cm³ d'eau avec de l'acide azotique exempt de chlore et on ajoute quelques gouttes d'azotate d'argent ; suivant la quantité des chlorures renfermés dans l'eau, il se produit une opalescence, un trouble blanc ou un précipité caséeux blanc, parce que :

$$NaCl + AgAzO^3 = AgCl + NaAzO^3$$

L'addition d'acide azotique est nécessaire parce que de l'argent serait aussi précipité par les carbonates et les phosphates; mais ces précipités sont solubles dans l'acide azotique.

Dosage du chlore.

a. *Méthode pondérale.*

La précipitation des chlorures par l'azotate d'argent peut aussi être utilisée pour leur *dosage pondéral*. A cet effet, on acidifie dans un gobelet de verre 200 cm³ d'eau avec de l'acide azotique exempt de chlore, on chauffe, puis on ajoute de l'azotate d'argent et on agite fortement, jusqu'à ce que le précipité se soit réuni en pelotons. On doit ajouter d'autre azotate jusqu'à ce qu'il ne se forme plus de précipité. Pour s'assurer s'il en est ainsi, on prélève une goutte du liquide surnageant et on l'essaie avec l'azotate d'argent, opération qu'il est convenable d'effectuer sur un corps noir. S'il se produit encore une réaction, on retourne l'essai dans le gobelet de verre et on ajoute encore de l'azotate d'argent.

Le dépôt complet du précipité est favorisé par agitation et chauffage au bain-marie.

Le précipité est ensuite porté sur un filtre dont le poids de la cendre est connu, et y est lavé à l'eau chaude, jusqu'à ce que quelques centimètres cubes du liquide filtré ne soient plus rendus opalescents par addition d'une solution de chlorure de sodium. Le filtre avec son contenu est d'abord laissé quelque temps dans l'entonnoir et ensuite desséché à l'étuve. Pendant ce temps, on chauffe au rouge avec soin un creuset de porcelaine, que l'on pèse après refroidissement dans l'exsiccateur. Le contenu du creuset est vidé sur une feuille de papier glacé et le filtre est brûlé dans la spirale de platine au-dessus du creuset, et incinéré complètement dans ce dernier; on dissout son résidu dans quelques gouttes d'acide azotique et on ajoute 2 gouttes d'acide chlorhydrique. Après expulsion des acides au bain-marie, on ajoute le précipité de chlorure d'argent, on chauffe jusqu'à ce que ce dernier commence à fondre à la surface, et on pèse, après refroidissement dans l'exsiccateur [1]. Le poids trouvé correspond, après déduction de la cendre du filtre, au chlorure d'argent, avec

---

[1] Pour nettoyer commodément le creuset, on y verse un peu d'acide sulfurique étendu, puis on ajoute un petit morceau de zinc. L'hydrogène naissant réduit le chlorure d'argent à l'état de métal, qui peut être facilement enlevé par lavage.

lequel on calcule le chlore, en multipliant son poids par
0,2474, parce que :

$$Ag \quad Cl : \quad Cl = 1 : x$$
$$107,7 + 35,4 : 35,4 = 1 : x$$
$$x = 0,2474.$$

b. *Méthode de Mohr.*

En solution neutre, le chromate de potassium forme avec
l'azotate d'argent un précipité brun-rouge de chromate d'argent. Comme l'affinité de l'argent pour le chlore est plus
grande, il se forme d'abord, en présence de chlorures, un
précipité blanc de chlorure d'argent, et cela jusqu'à ce que
la dernière trace de chlore ait été séparée ; il se produit
ensuite le précipité caractéristique de chromate d'argent, qui
indique la fin de la réaction du chlore. Les réactions chimiques qui se passent alors sont les suivantes :

D'abord

$$NaCl + AgAzO^3 = NaAzO^3 + AgCl,$$

et ensuite

$$K^2CrO^4 + 2AgAzO^3 = 2KAzO^3 + Ag^2CrO_4$$

On commence par préparer une solution d'azotate d'argent, dont 1 cm³ correspond exactement à 1 milligr. de
chlore. Comme

$$
\begin{array}{lll}
Ag & 107,7 & \\
Az & 14 & : Cl \\
30 & 48 & \\
\hline
& 169,7 : 35,4 = x : 1, \\
& x = 4,794,
\end{array}
$$

il faut dissoudre 4,794 milligr. d'azotate d'argent fondu dans 1 cm³ d'eau distillée ou 4,794 gr. dans 1 litre [1].

On a en outre besoin d'une solution saturée de chromate de potassium neutre, jaune et cristallisé.

Pratique de l'analyse. — On verse dans une capsule en porcelaine 50 cm³ d'eau et on ajoute 2 ou 3 gouttes d'une solution de chromate de potasse exempte de chlore. D'une burette à robinet de verre contenant la solution d'azotate d'argent, on laisse tomber celle-ci goutte à goutte en agitant avec une baguette de verre. Il se produit d'abord un précipité blanc ; peu à peu, la goutte de liqueur titrée tombant dans la capsule donne lieu à une coloration rouge-brun, que l'agitation fait disparaître. Au moment où cela n'a plus lieu, le liquide a pris une nuance tirant sur le brun-rouge. Le titrage est alors terminé.

Si on a employé, par exemple :

1,4 cm³ de solution d'azotate d'argent,
50 cm³ d'eau contiennent 1,4 milligr. de chlore,

[1] Il est convenable de contrôler cette liqueur titrée avec une solution de chlorure de sodium, dont 1 cm³ correspond également à 1 milligr. de chlore. Comme

$$Na \quad Cl : \quad Cl = x : 1,$$
$$23 + 35,4 : 35,4$$

il faut dissoudre 1,6497 gr. de chlorure de sodium dans 1 litre d'eau distillée. Le chlorure de sodium est chauffé dans un creuset couvert sur une petite flamme, jusqu'à ce que toute l'eau incluse se soit dégagée en produisant une décrépitation ; après refroidissement dans l'exsiccateur, la quantité convenable est pesée, et avec cette quantité on prépare la solution désirée. Si on mélange 10 cm³ de celle-ci avec 1 ou 2 gouttes de solution de chromate de potassium, il ne doit se produire une coloration rouge que lorsqu'on y a ajouté goutte à goutte 10 cm³ de solution d'azotate d'argent. Cette dernière solution doit être conservée à l'abri de la lumière et dans un flacon bien fermé à l'aide d'un bouchon en verre.

ou

1 litre renferme : $1,4 \times 20 = 28$ milligr. de chlore.

Lorsqu'on a affaire à une eau ne contenant que très peu de chlore, il est convenable d'évaporer à environ 50 cm³ une quantité d'eau déterminée et de titrer le liquide ainsi obtenu, parce que le procédé de *Mohr* donne des chiffres qui sont un peu trop forts. D'un autre côté, la méthode pondérale fournit de meilleurs résultats avec une teneur en chlore très élevée, avec les eaux analogues aux eaux salines, ou avec les eaux saumâtres.

Acide sulfurique (sulfates).

Recherche qualitative.

On acidifie 20 cm³ d'eau avec de l'acide chlorhydrique et on ajoute une solution de chlorure de baryum ; le sel barytique forme avec l'acide sulfurique du sulfate de baryum insoluble, qui suivant sa quantité donne lieu à un trouble ou à un précipité blanc, parce que :

$$H^2SO^4 + BaCl^2 = BaSO^4 + 2HCl$$

L'addition d'acide chlorhydrique empêche la formation de carbonate de baryum.

Dosage de l'acide sulfurique.

a. *Méthode pondérale.*

Suivant le résultat de l'analyse qualitative, on emploie 200 à 500 cm³ d'eau ou plus, on acidifie celle-ci avec de l'acide chlorhydrique et, suivant les circonstances, on évapore à

200 cm³. On verse l'eau dans un gobelet de verre à minces parois, en ayant soin, avec de l'eau distillée, d'enlever ce qui reste dans le vase où a eu lieu l'évaporation et de l'ajouter dans le gobelet de verre. L'eau ayant été ensuite portée à une douce ébullition par chauffage sur une toile métallique, on y fait tomber peu à peu et goutte à goutte une solution bouillante de chlorure de baryum (1 : 20). Pour s'assurer si la réaction est terminée, on éloigne la flamme, on laisse le précipité se déposer un peu et l'on observe si, en ajoutant de nouveau de la solution de chlorure de baryum, il se produit encore un trouble. Enfin, pour plus de certitude, on prélève dans le gobelet de verre une goutte du liquide clair surnageant, on la dépose sur une plaque de verre noir et l'on fait tomber par-dessus une goutte d'acide sulfurique dilué. S'il se produit un trouble blanc, cela indique que le chlorure de baryum est en quantité suffisante ; un grand excès doit être évité.

On laisse le précipité se déposer pendant plusieurs heures, puis on le porte sur un filtre dont on connaît le poids de la cendre et que l'on a préalablement mouillé avec de l'alcool, afin de diminuer autant que possible sa perméabilité. Le précipité doit être lavé à l'eau bouillante, jusqu'à ce que le liquide filtré, versé dans un petit tube à essais et additionné d'azotate d'argent, ne se trouble plus du tout.

Le précipité est desséché dans l'entonnoir, puis déversé avec précaution dans un creuset en porcelaine ou en platine taré au-dessus d'un morceau de papier glacé ; le filtre lui-même est brûlé dans une spirale de platine et sa cendre est ajoutée. On chauffe ensuite au rouge jusqu'à ce que la cendre

soit devenue blanche, on laisse refroidir dans l'exsiccateur
et on pèse. L'augmentation de poids du creuset représente,
après déduction de la cendre du filtre, le poids du sulfate de
baryum (BaSO⁴). Pour obtenir avec ce poids l'acide sulfurique à l'état d'anhydride, on le multiplie par 0,3434, parce
que :

$$
\begin{array}{ll}
\text{Ba} & 139,9 \\
\text{S} & 32,0 \qquad \text{S} \quad 32 \\
4\text{O} & 64,0 \qquad 3\text{O} \quad 48 \\
\hline
& 232,9 \qquad\quad 80 = 1 : x \\
& \quad x = 0,3434
\end{array}
$$

b. *Méthode de Wildenstein.*

Le principe de la méthode est le suivant : On ajoute à l'eau
une quantité de chlorure de baryum plus grande que celle
qui est nécessaire pour la combinaison de l'acide sulfurique
présent ; on détermine ensuite l'excès par addition d'une solution de chromate de potassium et d'ammonium de richesse
connue, et avec la quantité du chlorure de baryum réellement
employée à la saturation de l'acide sulfurique on calcule la
proportion de ce dernier.

Préparation des solutions nécessaires.—On prépare d'abord
une solution normale décime de *chlorure de baryum* en dissolvant dans 1 litre d'eau distillée 12,185 gr. de chlorure de
baryum cristallisé sec.

D'autre part, on prépare une liqueur normale décime de
chromate de potassium et d'ammonium, qui correspond à la
solution précédente. Après avoir dépouillé le bichromate de

potassium de l'acide sulfurique qu'il peut contenir en le faisant recristalliser plusieurs fois, on le dessèche entre des feuilles de papier buvard et on en pèse 7,370 gr. Cette quantité est dissoute dans 100 cm³ d'eau distillée dans un ballon jaugé de 1 litre de capacité, et de l'ammoniaque est ensuite ajoutée goutte à goutte jusqu'à ce que la couleur rouge orangé soit passée au jaune pur. Il se forme ainsi du chromate neutre de potassium et du chromate neutre d'ammonium. On complète ensuite le litre avec de l'eau distillée.

Pour essayer l'exactitude des deux solutions normales, on mélange des volumes égaux de chacune d'elles. Il doit alors se produire un précipité jaune, et après que celui-ci s'est déposé il doit être surnagé d'un liquide *incolore*. Dans des essais de ce dernier prélevés à l'aide d'une pipette, l'acide sulfurique ne doit pas donner de précipité blanc de sulfate de baryum ($BaSO^4$) et l'azotate d'argent ne doit pas produire de coloration brune (Ag^2CrO^4).

Préparation préliminaire de l'eau. — Comme les bicarbonates alcalino-terreux troublent la réaction, il est nécessaire de faire subir à l'eau la préparation préliminaire suivante. Dans un ballon de 150 cm³ de capacité environ, on verse 100 cm³ de l'eau et l'on marque sur le ballon le niveau du liquide. On chauffe ensuite à l'ébullition pendant une demi-heure et durant ce temps on remplit plusieurs fois avec de l'eau distillée jusqu'à la marque. Une forte évaporation de l'eau doit être évitée, parce qu'il pourrait se séparer du sulfate de calcium à l'état cristallin, forme sous laquelle il se redissout très difficilement. Pour séparer les carbonates précipités, on filtre l'eau encore bouillante dans un ballon jaugé de 150 cm³ et on élimine ce qui reste dans le premier ballon en le lavant plusieurs fois à l'eau distillée.

L'eau traitée de cette façon est chauffée à l'ébullition dans le ballon jaugé, et suivant le résultat fourni par l'essai qualitatif pour acide sulfurique, on ajoute 10 à 20 cm³ de la solution normale décime de chlorure de baryum, qui donne naissance à un précipité blanc de sulfate de baryum. Après avoir chauffé à l'ébullition pendant quelques minutes, on fait couler à l'aide d'une burette à robinet de verre de la solution normale décime de chromate de potassium et d'ammonium, on filtre de temps en temps quelques centimètres cubes dans de petits tubes à essais et l'on observe si le liquide n'offre pas encore une apparence jaunâtre. Le liquide filtré est toujours retourné dans le ballon. Dès que l'on s'aperçoit que la liqueur filtrée présente une coloration jaune, on fait la lecture sur la burette. Le liquide contenu dans le ballon est refroidi, il est ensuite additionné d'une quantité d'eau distillée suffisante pour ramener le volume à 150 cm³ et il est filtré. Il s'agit maintenant de déterminer par la voie colorimétrique le chromate en excès. A cet effet, on verse dans une éprouvette 100 cm³ du dernier liquide filtré ; dans une seconde éprouvette de même diamètre, on verse 100 cm³ d'eau distillée, et à l'aide d'une burette on ajoute, en agitant à plusieurs reprises, de la solution de chromate de potassium et d'ammonium, jusqu'à ce qu'on ait obtenu la même coloration jaune. La quantité de chromate double employée pour cela fait connaître le volume versé en excès, lequel doit être retranché de la *première* lecture faite sur la burette. Cependant, comme au lieu de 150 cm³ on n'en a employé que 100, il faut multiplier le nombre par 3/2. Comme, en outre, 1 cm³ de la solution normale décime de chlorure de baryum correspond exactement à 4 milligr. d'acide sulfurique (SO³), il faut encore multiplier le résultat par 4.

Exemple. — A 100 cm³ d'eau bouillie et filtrée, on a ajouté 20 cm³ de solution de chlorure de baryum. Après emploi de 17,6 cm³ de la solution de chromate de potassium et d'ammonium, le liquide surnageant prit une coloration jaune. Pour obtenir dans 100 cm³ d'eau distillée la même coloration jaune que dans 100 cm³ du liquide filtré étendu à 150 cm³, il a fallu 0,3 cm³ de solution de chromate de potassium et d'ammonium. La quantité de chromate de potassium et d'ammonium s'est donc élevée en réalité à $17,6 - 3/2 \times 0,3 = 17,15$ centimètres cubes.

100 cm³ d'eau contiennent donc $(20 - 17,15) \times 4 = 11,40$ milligr. d'acide sulfurique, ce qui fait par litre 114 milligr. SO³.

Hydrogène sulfuré (sulfures).

Recherche qualitative.

Notre odorat, extrêmement sensible pour l'hydrogène sulfuré, nous permet de découvrir la présence dans l'eau des moindres traces de ce gaz.

Pour la recherche chimique, il est convenable de débarrasser d'abord l'eau des terres alcalines. A cet effet, on mélange 100 cm³ d'eau dans un flacon muni d'un bouchon de verre avec 1 à 2 cm³ de solution d'hydrate de sodium et une même quantité de solution de carbonate de sodium, puis on laisse déposer complètement le précipité qui a pris naissance. A l'aide d'une pipette, on enlève une partie du liquide clair surnageant et on la verse dans un petit tube à essais étroit. En présence d'hydrogène sulfuré :

1° L'addition d'une solution alcaline de plomb produit une coloration jaune brunâtre ou noirâtre, ou, s'il y a de grandes quantités d'hydrogène sulfuré, un précipité de sulfure de plomb, qui se dépose peu à peu.

2° L'addition d'une solution de nitroprussiate de sodium donne lieu à une coloration violette.

Il sera avantageux d'observer les réactions peu intenses en regardant de haut en bas le tube maintenu au-dessus d'une surface blanche.

Pour préparer la solution alcaline de plomb, on ajoute à une solution à 10 p. 100 d'acétate de plomb de la lessive de soude jusqu'à ce que le précipité qui se produit au début se soit redissous.

Dosage de l'hydrogène sulfuré.

Le dosage de l'hydrogène sulfuré, par comparaison des différences de coloration qui se produisent lorsqu'on se sert du nitroprussiate de sodium alcalin, donne des résultats satisfaisants. Cette méthode suppose l'emploi comme objet de comparaison d'une solution d'hydrogène sulfuré de richesse connue. Pour préparer cette solution, on verse sur du sulfure de fer, contenu dans un ballon, de l'acide sulfurique étendu et l'on dirige le gaz qui se dégage dans de l'eau distillée préalablement bouillie et ensuite refroidie. La solution d'hydrogène sulfuré ainsi obtenue doit être versée dans de petits flacons (de 100 cm³.), qu'après avoir bien bouchés on conserve à l'abri de la lumière. Le gaz ayant une très grande tendance à se dégager et à s'oxyder, il faut toujours avoir soin, avant de se servir de la solution, de déterminer sa teneur à nouveau.

Pour effectuer cette détermination, on a besoin des solutions suivantes :

a. *Solution d'iode normale décime.*

De l'iode sublimé pur du commerce est desséché pendant longtemps dans l'exsiccateur à acide sulfurique. De cet iode, 12,7 gr. sont dissous dans une solution de 20 gr. d'iodure de potassium pur dans 200 cm³ d'eau distillée contenue dans un ballon jaugé de 1 litre, et ce dernier est ensuite rempli jusqu'au trait de jauge avec de l'eau distillée.

b. *Solution normale décime d'arsénite de sodium.*

A 200 cm³ d'eau distillée on ajoute dans un ballon 4,95 gr. d'acide arsénieux blanc et pur, puis 10 à 12 gr. de carbonate de sodium cristallisé pur et l'on chauffe jusqu'à douce ébullition ; la poudre surnageante commence alors à se dissoudre en dégageant de l'acide carbonique. On ajoute encore 12 gr. de carbonate de sodium et l'on maintient le liquide en ébullition, en renouvelant l'eau évaporée, jusqu'à ce que la dissolution soit complète. Après refroidissement, on filtre dans un ballon jaugé de 1 litre, on lave le filtre à l'eau distillée et l'on remplit jusqu'au trait de jauge.

Si de la solution d'arsénite de sodium ainsi préparée on étend, dans un ballon, 20 cm³ avec trois fois leur volume d'eau distillée et si on ajoute quelques gouttes de solution d'amidon, 20 cm³ de la solution normale décime d'iode doivent être exactement suffisants pour produire une coloration bleue.

Pour déterminer la teneur de la solution d'hydrogène sulfuré préparée comme il a été dit plus haut, on procède de la manière suivante. Dans un ballon jaugé de 300 cm³, on verse une quantité mesurée de ce liquide et on ajoute un volume connu de solution d'arsénite de sodium, puis de l'acide chlorhydrique jusqu'à réaction nettement acide. S'il se dégage encore une odeur d'hydrogène sulfuré, cela indique qu'il n'y a pas assez d'arsénite de sodium et qu'il faut en ajouter encore. Après avoir rempli le ballon jusqu'au trait de jauge, on sépare le précipité jaune du sulfure d'arsenic à l'aide d'un filtre sec et l'on recueille le liquide filtré dans un vase de verre sec.

On verse du dernier liquide, dans un gobelet de verre, 100 cm³ et on ajoute pour la saturation de l'acide libre du bicarbonate de sodium en poudre.

Enfin, on fait tomber dans ce liquide quelques gouttes de solution d'amidon et avec la solution d'iode normale décime contenue dans une burette à robinet de verre on titre jusqu'à apparition d'une coloration bleue. Les centimètres cubes lus sur la burette doivent être multipliés par 3, parce qu'on n'a titré que 1/3 de la solution d'hydrogène sulfuré employée primitivement. De ce produit, on retranche le nombre des centimètres cubes de solution d'arsénite de sodium ajoutés. Si on multiplie cette différence par 2,55, on obtient en milligrammes la teneur de la solution d'hydrogène sulfuré.

Essai de l'eau à analyser. — Dans un flacon muni d'un bouchon de verre, on verse 300 cm³ de l'eau. En ajoutant 5 cm³ d'hydrate de sodium et 3 cm³ de solution de carbonate sodique de la concentration indiquée précédemment, on précipite les terres alcalines et l'on bouche bien. Dès que le précipité s'est complètement déposé, on verse 250 cm³ du liquide surnageant dans une éprouvette étroite, on ajoute 1 cm³ de solution de nitroprussiate de sodium, préparée par dissolution de 4 gr. de ce sel dans 1 litre d'eau distillée, et après agitation on observe la coloration rouge.

Pour déterminer cette coloration rouge produite par l'hydrogène sulfuré contenu dans l'eau, on verse dans une éprouvette semblable 145 cm³ d'eau distillée, on ajoute 1 cm³ de nitroprussiate de sodium, puis 2 cm³ de solution d'hydrate de sodium, et à l'aide d'une burette on laisse couler de la solution d'hydrogène sulfuré préalablement essayée, jusqu'à ce que le liquide offre après agitation une coloration rouge identique à celle qui a été donnée par l'eau soumise à l'essai. Maintenant, en se basant sur le résultat donné par l'essai de la solution d'hydrogène sulfuré, on détermine combien les centimètres cubes employés en dernier lieu de cette solution contenaient de milligrammes d'hydrogène sulfuré, et avec le chiffre trouvé on calcule la teneur par litre de l'eau en cet élément. Si l'eau contenait plus de 20 milligr. par litre, il faudrait opérer sur des dilutions ; avec une teneur de 1 milligr. par litre cette méthode ne donne plus de résultats satisfaisants.

Remarque. — Pour préparer la solution d'amidon, on met en suspension dans de l'eau distillée froide un peu d'amidon, on fait tomber ce liquide goutte à goutte dans de l'eau distillée bouillante, que l'on maintient dans cet état en agitant, jusqu'à ce que l'amidon soit réduit en empois.

Acide carbonique.

L'acide carbonique se rencontre dans l'eau sous trois formes différentes : à l'état libre, à l'état combiné et à l'état demi-combiné. Les bases existantes étant combinées, l'eau peut dissoudre encore le gaz. Cette portion de l'acide carbonique se trouve alors à l'état *libre*. Mais de l'acide carbonique peut aussi être combiné à des alcalis (potasse, soude), état dans lequel il est soluble dans l'eau sous forme de monocarbonate et doit être considéré comme *complètement combiné*. La solubilité des carbonates des terres alcalines (chaux, magnésie) dépend, au contraire, d'une deuxième molécule d'acide carbonique (bicarbonates). Dans certaines circonstances, l'*acide carbonique à demi combiné* se dégage, ce qui donne lieu à la précipitation des terres alcalines.

Recherche qualitative.

Si l'eau contient de l'acide carbonique, quelle que soit la

forme sous laquelle il se trouve, l'addition d'une solution d'hydrate d'oxyde de calcium y produit un précipité de carbonate de chaux. Il faut dans cette expérience que le flacon soit presque complètement rempli, afin qu'il ne renferme pas d'air contenant de l'acide carbonique, et qu'en outre il soit bien bouché, afin d'empêcher le dégagement de ce gaz avant sa combinaison.

Pour rechercher l'acide carbonique *libre*, on ajoute à l'eau, dans un petit ballon, quelques gouttes d'acide rosolique (solution à 1 p. 100 dans l'alcool étendu) ; sa présence est décelée par une coloration jaune. D'après *Trillich*, de petites quantités ne peuvent pas être découvertes par cette réaction, lorsqu'il y a en même temps beaucoup de bicarbonates, parce que l'alcalescence de ces derniers donne à l'acide rosolique une coloration rose.

On reconnaît la présence de l'acide carbonique *complètement combiné*, si le résidu calciné fait effervescence, lorsqu'on l'humecte avec de l'acide chlorhydrique.

Dosage de l'acide carbonique.

1. Dosage de l'acide carbonique total[1].

Une addition d'hydrate de calcium précipite, complètement combiné à la chaux, l'acide carbonique libre et l'acide carbonique demi-combiné, qui constituent alors sous cette forme une combinaison insoluble dans l'eau, le carbonate de calcium. Pour transformer en la même combinaison l'acide carbo-

---

[1] Voyez aussi, p. 69, la méthode de Trillich pour le dosage de l'acide carbonique total.

nique uni à des alcalis, on ajoute du chlorure de calcium, qui donne naissance à des chlorures alcalins (chlorures de sodium, de potassium), tandis que d'un autre côté l'acide carbonique entre en combinaison avec la chaux. Du carbonate de chaux obtenu, l'acide carbonique peut être expulsé par l'acide chlorhydrique et ensuite dosé par la méthode pondérale ou par titrage. Comme le carbonate de calcium n'est pas tout à fait insoluble dans les solutions étendues d'hydrate de calcium, le résultat est un peu trop faible (de 10 à 15 milligr. CO^2 par litre).

Analyse de l'eau. — Suivant que l'eau est riche ou pauvre en acide carbonique, on introduit dans un ballon de 300 cm^3 de capacité environ 3, 1 ou 0,5 gr. d'hydrate de calcium et l'on détermine le poids du ballon avec son contenu. Ce vase est maintenant rempli presque complètement avec l'eau à essayer ; celle-ci doit être refroidie préalablement à 4-5° dans un mélange réfrigérant et versée dans le ballon à l'aide d'un siphon, afin d'éviter autant que possible une perte du gaz à doser. Une deuxième pesée fait connaître la quantité de l'eau qui est prise pour l'essai. Pour transformer les carbonates alcalins en chlorures, on ajoute maintenant 1 cm^3 de chlorure de calcium. Le ballon est fermé avec un bouchon en caoutchouc s'y adaptant exactement, il est ensuite agité fréquemment et chauffé au bain-marie pendant 30 à 40 minutes, afin de faire passer le carbonate de calcium, précipité à l'état amorphe, à l'état cristallin, forme sous laquelle il se dépose plus facilement. En outre, on soulève un peu le bouchon, afin de laisser dégager l'air comprimé par la dilatation du contenu du ballon.

Lorsque le carbonate de calcium s'est complètement déposé, on verse le liquide clair surnageant sur un filtre, jusqu'à ce qu'il n'en reste plus qu'une faible quantité, et sans laver on ajoute le filtre dans le ballon. A ce dernier on adapte main-

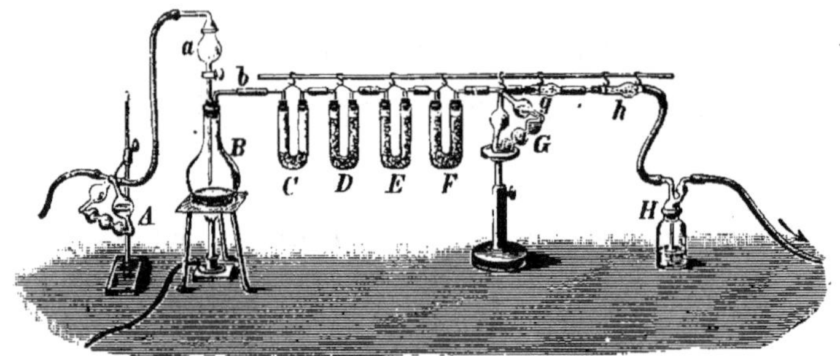

Fig. 7. — Appareil de Tiemann-Gaertner pour le dosage de l'acide carbonique.

tenant un appareil, à l'aide duquel on peut expulser l'acide carbonique de sa combinaison solide et ensuite le recueillir. La disposition de cet appareil, dû à *Tiemann-Gaertner*, est représentée par la figure 7. Le ballon B contenant le précipité calcaire est muni d'un bouchon en caoutchouc percé de deux trous ; dans l'un de ces trous est fixé un entonnoir à boule *a*, auquel est suspendu l'appareil à potasse A, dans l'autre le tube *b* établissant la communication avec l'autre partie de l'appareil. Les différents vases dont cette partie est formée sont chargés de la manière suivante. Des tubes en U, C contiennnet une petite quantité de chlorure de calcium déshydraté, afin de retenir les vapeurs d'eau qui se dégagent et se condensent promptement; la vapeur d'eau qui peut aller plus loin est absorbée dans les tubes D et F, complètement remplis de chlorure de calcium. Le tube E contient de la pierre ponce imprégnée de sulfate de cuivre; G est un appareil à potasse, qui forme un tout avec g auquel il est uni; le tube h constitue un dispositif de sûreté, dont il sera question plus loin. L'appareil se termine par un flacon laveur H rempli d'acide sulfurique concentré.

Afin d'éviter une absorption d'acide carbonique dans les tubes C, D et F, le chlorure de calcium que renferment ces derniers doit avoir été préalablement saturé d'acide carbonique. A cet effet, on met ces tubes en communication avec un appareil à acide carbonique, on les fait traverser par le gaz pendant dix minutes, et au moyen d'un courant d'air continué également pendant dix minutes on élimine l'acide en excès.

La pierre ponce contenue dans le tube E est préparée de la manière suivante: Dans une solution concentrée de sulfate de cuivre, on chauffe des morceaux de pierre ponce jusqu'à expulsion complète de l'air, et ensuite on les dessèche après avoir éliminé le liquide en excès. On remplit A et G avec une lessive de potasse, et g avec des fragments d'hydrate de potasse sec; h contient en avant de petits morceaux de potasse et en arrière du chlorure de calcium.

Après avoir monté l'appareil, on s'assure si tous les joints sont bien hermétiques en aspirant par le tube abducteur de H, l'orifice du tube adducteur de A étant fermé et le robinet de l'entonnoir a étant ouvert.

Afin d'éliminer de B l'air contenant de l'acide carbonique, on adapte au flacon H un aspirateur, et à travers l'appareil on fait passer dans la direction de la flèche de l'air qui est dépouillé, par la lessive de potasse contenue dans A, de l'acide carbonique qu'il renferme. L'appareil à potasse est ensuite exactement pesé avec g. Après avoir enlevé l'aspirateur, on remplit l'entonnoir à boule a avec de l'acide chlorhydrique étendu (1 volume d'acide chlorhydrique à 1,10 de densité et 1 volume d'eau distillée), on ferme A au moyen d'un robinet à pince, et, en évitant de vider complètement l'entonnoir, on fait écouler l'acide qu'il renferme de façon qu'il se produise un dégagement lent et uniforme d'acide carbonique et que les bulles ne traversent pas trop rapidement l'appareil à potasse G (environ deux bulles par seconde). Le gaz chlorhydrique qui peut être entraîné est retenu par la pierre ponce imprégnée de sulfate de cuivre ; l'acide carbonique anhydre produit est absorbé par la lessive de potasse en G et l'hydrate de potasse en g. Le reflux d'acide carbonique humide est empêché par le contenu de H et de h. Dès que le dégagement gazeux s'est arrêté en B, on chauffe avec une flamme, mais non jusqu'à ébullition. On adapte ensuite l'aspirateur, et, après avoir ouvert le robinet de l'entonnoir et enlevé en A le robinet à pince, on fait passer lentement un courant d'air à travers l'appareil, jusqu'à ce que G et g ne varient plus de poids. L'expérience est alors terminée ; l'augmentation de poids de G et de g fait connaître la quantité d'acide carbonique qui se trouvait en B. Cependant, cette quantité ne provient pas seulement de l'eau soumise à l'essai, parce que l'hydrate de calcium qui a été employé pour la précipitation contient toujours entre ses particules de l'acide carbonique ; il est par suite nécessaire de retrancher ce dernier. On essaie donc de la même manière un échantillon moyen de l'hydrate de chaux et on porte le résultat en déduction.

Exemple. — 305 gr. d'eau avec les 3 gr. d'hydrate de calcium employés pour la précipitation contenaient 126 milligr. d'acide carbonique (CO_2).

Un échantillon moyen d'hydrate de calcium contenait 1,5 p. 100 d'acide carbonique. Dans 3 gr. il y avait, par conséquent, 4,5 milligr. CO_2.

305 gr. d'eau renfermeraient donc :

$$126 - 4,5 = 121,5 \text{ milligr. } CO_2$$

ce qui fait pour un litre :

$$305 : 121,5 = 1\ 000 : x$$
$$x = 398,3$$

L'eau essayée contient donc par litre 398,3 milligr. d'acide carbonique total (CO_2).

Si, au lieu de la méthode pondérale, on emploie la méthode par titrage pour doser l'acide carbonique, on remplace l'appareil à absorption G *g* par deux tubes à baryte de *Pettenkofer* (fig. 8) et on opère pour le reste comme précédemment. Le gaz mis en liberté est précipité dans la solution d'hydroxyde de baryum (eau de baryte) sous forme de carbonate de baryte.

En déterminant combien il faut d'une solution d'acide oxalique de richesse exactement connue pour la neutralisation de l'eau de baryte *avant* et *après* l'expérience, on peut avec la différence calculer la quantité d'acide carbonique dégagé.

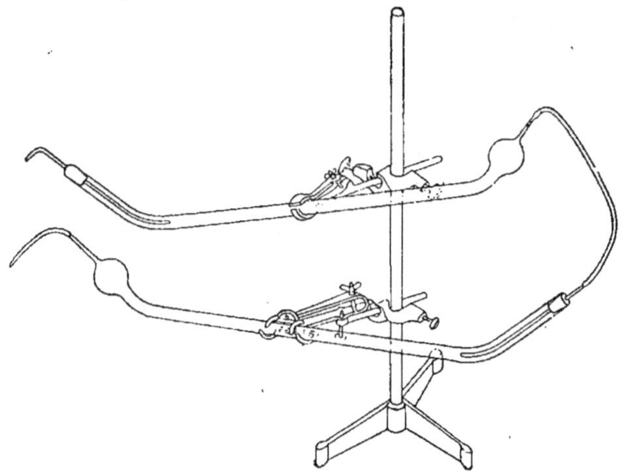

Fig. 8. — Tubes à baryte de Pettenkofer.

Il est convenable de donner à la solution d'acide oxalique une concentration telle que 1 cm³ corresponde à 1 milligr. d'acide carbonique. Comme :

$$C^2O^4H^2 + 2H^2O : CO^2 = x : 1$$

ou

$$
\begin{array}{llll}
2\ C & 24 & & \\
2\ H & 2 & & \\
4\ O & 64 & & \\
4\ H & 4 & C & 12 \\
2\ O & 32 & 2\ O & 32 \\
\hline
 & 126 & : & 44 = x :
\end{array}
$$

et que, par conséquent, $x = 2,8636$, il faut dissoudre dans 1 litre d'eau distillée 2,8636 gr. d'acide oxalique pur et sec; 1 cm³ de cette solution correspond à 1 milligr. d'acide carbonique.

Pour préparer l'eau de baryte, on dissout dans 1 litre d'eau distillée environ 9 gr. d'hydroxyde de baryum pur et cristallisé [Ba (OH)² + 8 H²O] et l'on ajoute 0,5 gr. de chlorure de baryum [Ba Cl²]. Cette addition, prescrite par *Pettenkofer*, est nécessaire, parce que l'hydroxyde de baryum du commerce (baryte caustique) n'est pas tout à fait exempt de carbonate de baryte (Ba CO²) et d'hydroxyde de sodium ou de potassium (Na OH ou KOH). L'hydroxyde de sodium, en présence de l'acide oxalique, réagit sur l'hydroxyde de baryum de telle sorte qu'il se forme de l'oxalate de baryum et de l'oxalate de sodium; il reste en excès une trace d'acide oxalique libre.

$$Ba(OH)^2 + 2\,NaOH + 2C^2O^4H^2 = BaC^2O^4 + Na^2C^2O^4 + 4H^2O$$

Maintenant le carbonate de baryum qui est également encore présent forme, par décomposition réciproque avec l'oxalate de sodium, de l'oxalate de baryum et du carbonate de sodium :

$$BaCO^2 + Na^2C^2O^5 = BaC^2O^5 + Na^2CO^3$$

Toute trace d'acide oxalique en excès fait repasser le carbonate de sodium à l'état d'oxalate de sodium. Ce processus se reproduit à chaque nouvelle addition d'acide oxalique. Afin d'éviter cet inconvénient, on ajoute à l'eau de baryte du chlorure de baryum, et l'hydroxyde de sodium ou de potassium est ainsi transformé en chlorure de sodium ou de potassium, parce que :

$$BaCl^2 + 2NaOH = Ba(OH)^2 + 2NaCl$$

L'inconvénient de la formation d'un carbonate alcalin est ainsi écarté.

Comme indicateur, on emploie lors du titrage une solution de phénolphtaléine (3 gr. dans 100 cm³ d'alcool aqueux).

Pratique de l'analyse. — Les deux tubes à baryte de *Pettenkofer* sont remplis chacun avec 100 cm³ d'eau de baryte et intercalés dans l'appareil, après que l'on a, comme précédemment, remplacé l'air contenant de l'acide carbonique par de l'air exempt de ce gaz. Pour le remplissage, on se sert d'une pipette. Pour vider les dernières gouttes restant dans la pipette, il faut toujours éviter de souffler dans l'instrument, afin de ne pas mettre en contact avec la solution barytique l'air expiré chargé d'acide carbonique; on arrive bien plus convenablement à ce résultat en fermant supérieurement la pipette avec le doigt et la chauffant avec la main. Maintenant, on met l'expérience en marche en dégageant dans B l'acide carbonique, et à la fin on fait passer à travers tout l'appareil un courant d'air exempt d'acide carbonique (action de A). On verse ensuite, sans laver, dans un flacon muni d'un bouchon le fermant bien le contenu des deux tubes à baryte, en se plaçant dans une atmosphère aussi exempte que possible d'acide carbonique, en plein air ou à une fenêtre ouverte. On met le flacon de côté, jusqu'à ce que le précipité blanc de carbonate de baryte se soit complètement déposé, ce qui a lieu ordinairement au bout de six à huit heures. Du liquide clair surnageant on prélève à l'aide d'une pipette 50 cm³, qu'on fait couler dans un petit ballon d'*Erlenmeyer*, en prenant les mêmes précautions que lors du remplissage des tubes à baryte. Après addition de quelques gouttes de la solution de phénolphtaléine, le liquide se colore en rouge rosé. Si maintenant, en faisant tournoyer le ballon à plusieurs reprises, on y fait couler goutte à goutte l'acide oxalique à l'aide d'une burette à robinet de verre, la couleur rouge rosé disparaît lorsque la baryte restée non combinée avec l'acide carbonique est exactement neutralisée. On lit ensuite combien de centimètres cubes d'acide oxalique ont été nécessaires pour cela.

On essaie de la même manière la solution primitive d'hydroxyde de baryum. Avec la différence des deux nombres, on calcule la quantité en poids de l'acide carbonique.

Exemple. — 50 cm³ de l'eau de baryte primitive ont exigé pour leur neutralisation 45 cm³ de solution d'acide oxalique et il n'a fallu que 19,7 cm³ de cette dernière pour neutraliser les 50 cm³ d'eau de baryte pris pour l'expérience. La différence s'élevait par conséquent à 45,0 — 19,7 = 25,3 cm³ ; mais comme dans les tubes à baryte il y avait 200 cm³ de liquide, il aurait fallu pour leur neutralisation 4 $\times$ 25,3 = 101,2 cm³ de solution d'acide oxalique. Comme 1 cm³ de cette dernière correspond à 1 milligr. d'acide carbonique, il y avait dans la quantité d'eau analysée 101,2 milligr. d'acide carbonique.

Si la quantité d'eau soumise à l'essai s'élevait à 310 gr.,
1 litre renferme d'après l'équation :

$$310 : 104,2 = 1\,000 : x,$$

364,4 milligr. d'acide carbonique total (CO^2).

Remarques. — Afin d'éviter toute perte d'acide carbonique
lorsqu'on verse l'eau à essayer dans le ballon B, on charge
ce dernier avec la quantité d'hydrate de
calcium nécessaire, on détermine le poids
total et sur le lieu même de la prise d'essai
on introduit l'eau dans le ballon à l'aide du
dispositif suivant. Le ballon est muni d'un
bouchon en caoutchouc percé de deux
trous, qui porte deux tubes de verre disposés comme le montre la figure 9. On
bouche avec le doigt l'orifice extérieur du
tube *cd*, on plonge le ballon dans l'eau et,
soulevant le doigt, on laisse pénétrer celle-
ci par le tube *ab*. Le ballon est ensuite
fermé hermétiquement avec un autre bou-

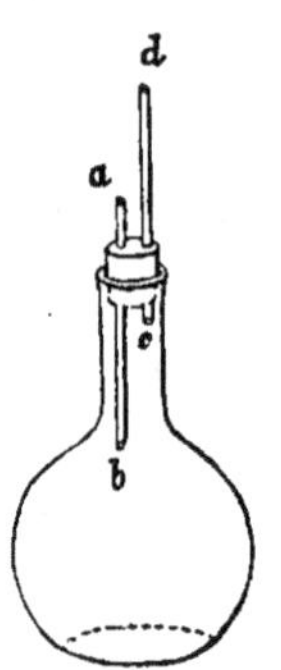

Fig. 9.
Dosage de l'acide
carbonique; ballon
pour la prise d'es-
sai de l'eau.

chon non percé et la quantité d'eau est déterminée au
laboratoire à l'aide de la balance. On procède du reste comme
il a été indiqué précédemment.

Si l'on a à effectuer par titrage toute une série de nombreuses analyses, il convient de préparer d'un seul coup
plusieurs litres d'eau de baryte et de mettre celle-ci, à l'aide
d'un dispositif convenable, à l'abri du contact de l'air chargé

d'acide carbonique. Dans ce but, on munit un flacon d'un siphon, qui à son orifice d'écoulement est muni d'un petit tube en caoutchouc, dans lequel on adapte la pointe de la pipette lors du remplissage de celle-ci. L'air pénétrant dans le flacon traverse un vase dans lequel se trouvent des morceaux de pierre ponce imbibés d'une lessive de potasse destinée à retenir l'acide carbonique (fig. 10). Pour préparer les morceaux de pierre ponce, on les chauffe dans une capsule en fer et on les introduit encore chauds dans une lessive de potasse bouillante ; après refroidissement et décantation de la lessive en excès, les morceaux de pierre ponce sont prêts pour l'usage.

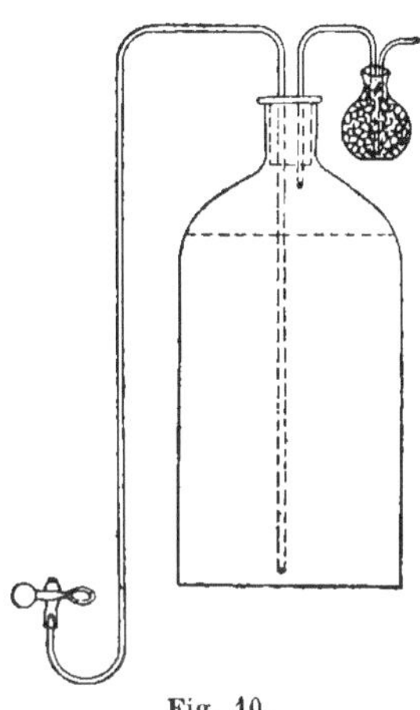

Fig. 10.
Flacon à eau de baryte.

2. *Dosage de l'acide carbonique libre et à demi combiné,
ainsi que de l'acide carbonique total.*

MÉTHODE DE PETTENKOFER-TRILLICH. —D'après cette méthode, on précipite l'acide carbonique libre et à demi combiné par un excès de solution titrée d'hydroxyde de baryum et, après dépôt du précipité de carbonate de baryum, on détermine l'excès de baryte, au moyen de l'acide oxalique, dans le liquide clair surnageant.

La présence de carbonates alcalins ou d'autres sels des

alcalis, dont les acides forment des combinaisons barytiques difficilement solubles ou insolubles exige l'addition d'une solution neutre de chlorure de baryum (1 partie $BaCl^2$ + 10 parties d'eau).

En outre, il ne faut pas oublier que tout le magnésium dissous dans l'eau est précipité par l'hydroxyde de baryum. Une quantité équivalente de ce dernier est ainsi rendue inactive et par suite une quantité équivalente d'acide carbonique est trouvée en trop. Il est donc nécessaire de déterminer la teneur en magnésie et d'en tenir compte : 1 partie de magnésie correspond à 1,1 partie d'acide carbonique, parce que $MgO = 40$ et $CO^2 = 44$. Il n'est pas convenable d'ajouter du chlorure d'ammonium, qui empêche la précipitation de la magnésie et évite son dosage éventuel, parce que le but indiqué n'est pas complètement atteint.

Analyse de l'eau. — De l'eau à essayer, on verse 100 cm^3 dans un ballon jaugé de 150 cm^3 de capacité, on ajoute 5 cm^3 de solution de chlorure de baryum et 45 cm^3 d'une solution d'hydroxyde de baryum (eau de baryte), offrant la concentration indiquée précédemment (p. 62). Comme, outre le précipité de carbonate de baryte, il se sépare aussi du carbonate de calcium amorphe, qui n'est pas tout à fait insoluble et communique par suite au liquide des propriétés alcalines, il faut attendre que le précipité soit devenu cristallin. Le ballon est agité, bien bouché et placé dans un local froid.

Au bout de douze heures, on prélève avec une pipette 50 cm^3 du liquide clair surnageant, que l'on verse dans un petit ballon d'*Erlenmeyer* (comme à la page 64), puis on ajoute plusieurs gouttes de solution de phénolphtaléine et l'on titre, jusqu'à décoloration du liquide, avec la solution d'acide oxalique qui est employée pour le dosage de l'acide carbonique total (on peut aussi se servir d'une solution correspondante d'acide chlorhydrique, voy. p. 64). On essaie de la même manière l'eau de baryte primitive et avec la différence entre les deux quantités d'acide oxalique employées, on calcule la proportion en poids de l'acide carbonique. Comme de la quantité totale du liquide préparé pour l'expérience, on n'a employé qu'un tiers pour le titrage, il faut multiplier par 3 le résultat de celui-ci. La différence des deux titres représente les centimètres cubes de solution d'acide oxalique corres- pondant à l'acide carbonique libre et à demi combiné; comme 1 cm³ de cette solution = 1 milligr. CO^2, le nombre des centimètres cubes employés indique en milligrammes la teneur en acide carbonique. De ce résultat il faut encore retrancher l'acide carbonique correspondant à la magnésie.

Exemple. — L'eau analysée contenait dans 100 cm³ 4 milligr. de magnésie. 45 cm³ d'eau de baryte correspon- daient à 39 cm³ d'acide oxalique, dont 1 cm³ est équivalent à 1 milligr. d'acide carbonique. 50 cm³ du liquide surna- geant le précipité ont exigé pour leur neutralisation 8 cm³ d'acide oxalique.

La quantité de l'acide carbonique paraissant libre et de l'acide à demi combiné s'élève par conséquent à $39 - 3 \times 8$ = 15 milligr., pour 100 cm³ d'eau. De ce chiffre il faut retrancher pour la magnésie $1,1 \times 4 = 4,4$. 100 cm³ de l'eau analysée contiennent par conséquent $15 - 4,4 = 10,6$ milligr. d'acide carbonique libre et à demi combiné, ce qui fait par litre 106 milligr.

On peut aussi rattacher à la méthode qui vient d'être décrite le dosage de *l'acide carbonique total* (*Trillich*). Si le titrage de l'acide carbonique libre et à demi combiné décrit précédemment a été effectué deux fois en employant à chaque fois 50 cm³, il reste encore dans le vase où l'on a laissé le dépôt s'effectuer 50 cm³ de liquide contenant le précipité avec tout l'acide carbonique. Pour neutraliser ce précipité, il faut une certaine quantité d'acide, qui est équivalente à la quantité d'acide carbonique qu'il renferme; les 50 cm³ de liquide dans lequel il est suspendu exigent la quantité d'acide déjà fixée par un double titrage. Si donc du nombre total des centimètres cubes d'acide nécessaires pour la neutralisation on retranche la quantité employée par le liquide surnageant, on obtient une expression pour l'acide carbonique total contenu dans la quantité d'eau primitivement soumise à l'essai (100 cm³). Naturellement, il faut ici également ment tenir compte de la valeur déterminée pour la magnésie.

Dans ce cas, il faut employer comme liqueur titrée un acide chlorhydrique dont 1 cm³ corresponde à 1 milligr. d'acide carbonique; on se sert comme indicateur de la teinture de cochenille, qui est insensible à l'acide carbonique.

Pour préparer la solution d'acide chlorhydrique, on étend à 1 litre avec de l'eau distillée 6 cm³ d'acide chlorhydrique pur (poids spécifique 1,124) et l'on met le liquide au point avec l'eau de baryte dont la teneur est connue. Dans l'exemple précédemment choisi, 45 cm³ d'eau de baryte correspondaient à 39 cm³ d'acide oxalique ; il faudrait par conséquent (en procédant comme il est indiqué à la page 74 pour une solution d'ammoniaque normale décime) donner à la solution d'acide chlorhydrique une concentration telle que 39 cm³ neutralisent exactement 45 cm³ d'eau de baryte.

On peut évidemment employer aussi cette solution d'acide chlorhydrique, de même que la solution d'acide oxalique de richesse connue, pour le titrage de l'acide carbonique libre et à demi combiné ; mais la solution oxalique sera toujours nécessaire pour la détermination de la valeur de l'eau de baryte.

Exemple. — Pour titrer ce qui restait dans le vase où l'on a laissé le dépôt s'effectuer (précipité $+$ 50 cm³ de liquide), on a employé 46 cm³ d'acide chlorhydrique. 50 cm³ de liquide correspondaient à 8 cm³ d'acide de même valeur ; le précipité seul a par suite exigé 46 $-$ 8 $=$ 38 cm³ d'acide. Ce précipité contenait donc en apparence 38 milligr. d'acide carbonique et en réalité, après soustraction de l'acide carbonique correspondant à la magnésie, 38 $-$ 4,4 $=$ 33,6 milligr. CO².

Il y avait donc dans 1 litre d'eau 336 milligr. d'acide carbonique total.

3. Dosage de l'acide carbonique libre.

Si du résultat du dosage de l'acide carbonique total effectué d'après *Trillich,* on retranche la quantité de l'acide libre et à demi combiné, on obtient la teneur de l'eau en acide carbonique complètement combiné. Comme les terres alcalines ne peuvent se maintenir en dissolution que par l'introduction d'une deuxième molécule d'acide carbonique, la quantité de l'acide demi-combiné est dans ces combinaisons (bicarbonates) égale à celle de l'acide tout à fait combiné. Par conséquent, si l'on retranche l'acide carbonique complètement combiné de la somme de l'acide libre et de l'acide à demi combiné, on obtient la quantité en poids de l'acide carbonique libre.

Exemple. — L'eau contenait 326,4 milligr. d'acide carbonique total et 195 milligr. d'acide libre et à demi combiné, par conséquent 326,4 — 195 = 131,4 milligr. d'acide carbonique complètement combiné ; comme 195 — 131,4 — 10 = 53,6, 1 litre d'eau contenait 53,6 milligr. d'acide carbonique libre.

Acide azotique (azotates).

Recherche qualitative.

La recherche de l'acide azotique n'offre de difficultés que parce que la plupart des réactions caractéristiques pour cet acide se produisent aussi en présence d'acide azoteux. L'existence de ce dernier acide dans les eaux étant relativement rare, on n'aura pas trop souvent à se demander auquel des deux acides on a affaire. Nous allons indiquer ici les méthodes les plus usitées pour la recherche de l'acide azotique.

1. *Réaction de la brucine.* — De l'eau à essayer, on évapore 1 cm³ dans une petite capsule en porcelaine plate, et au résidu on ajoute 1 à 2 gouttes d'une solution saturée de brucine. Si maintenant on laisse couler doucement goutte à goutte de l'acide sulfurique concentré pur, il se produit une coloration rouge dans le cas de la présence d'acide azotique.

2. *Réaction de la diphénylamine.* — Sur le couvercle d'un creuset en porcelaine, on dissout quelques grains de diphénylamine pure dans 4 gouttes d'acide sulfurique concentré et l'on ajoute 1 goutte de l'eau à essayer. Une coloration bleue intense indique la présence d'acide azotique.

3. *Réaction de l'iodure de zinc additionné d'empois d'amidon.* — La méthode est basée sur la transformation des azotates en azotites et la mise en liberté, par l'oxygène de ces derniers, d'iode d'une solution d'iodure de zinc contenant de l'empois d'amidon; il se forme alors au contact de l'iode devenu libre de l'iodure d'amidon bleu. Pour produire la réaction, on acidifie avec de l'acide sulfurique, dans un petit tube à essais, 30 cm³ environ de l'eau à examiner et l'on ajoute un petit morceau de zinc pur. L'hydrogène qui prend naissance réduit l'acide azotique en acide azoteux. L'addition de solution d'iodure de zinc contenant de l'empois d'amidon (dont la préparation sera indiquée à propos du dosage de l'acide azoteux), en opérant à l'abri de la lumière solaire directe, donne lieu à une coloration bleue, dans le cas de la présence d'acide azotique. Pour distinguer cet acide d'avec l'acide azoteux, on fera l'expérience de la même manière, mais sans ajouter de zinc. Si maintenant la réaction se produit, elle doit être attribuée à la présence d'acide azoteux.

Dosage de l'acide azotique.

Méthode de K. Ulsch.

La méthode consiste à réduire par l'hydrogène naissant l'acide azotique en ammoniaque, puis à faire passer celle-ci par distillation dans de l'acide sulfurique et à la doser par titrage ou par la méthode colorimétrique.

Pratique de l'analyse. — 1 ou 2 litres d'eau, rendus légèrement alcalins, sont réduits par évaporation à 25-30 cm³ ; le résidu est versé dans un ballon, le vase où a eu lieu l'évaporation est lavé à l'eau distillée bouillante en quantité aussi faible que possible et l'eau de lavage est ajoutée dans le ballon. On ajoute ensuite 10 cm³ d'acide sulfurique étendu à 1,35 de densité (environ 2 volumes d'eau pour 1 volume d'acide sulfurique concentré) et 5 gr. de fer réduit par l'hydrogène. Dans le col du ballon, on suspend une masse de verre piriforme étirée en pointe inférieurement. On évite ainsi des pertes par projection du liquide lors de l'ébullition ultérieure, et d'autre part cette masse de verre joue le rôle de réfrigérant, en condensant les vapeurs qui retombent à l'état liquide dans le ballon. On chauffe d'abord à l'aide de la flamme avec précaution, afin que le dégagement de l'hydrogène ne soit pas trop violent. Le dégagement du gaz ayant cessé (au bout de cinq minutes environ), on maintient le liquide en légère ébullition encore pendant trois à cinq minutes. La masse de verre que l'on avait suspendue dans le col du ballon est lavée dans le col même à l'aide de la fiole à jet et ensuite enlevée. Cela fait, on étend le liquide avec 75 à 100 cm³ d'eau et l'on sursature par une addition de 25 à 30 cm³ d'une lessive de soude à 1,25 de densité. Immédiatement après, le ballon est adapté à un appareil distillatoire et le liquide est soumis à l'ébullition pendant une demi-heure environ, afin d'expulser l'ammoniaque, qui est recueillie dans un récipient contenant de l'acide sulfurique titré.

Préparation des liqueurs titrées. — Il est nécessaire que l'acide sulfurique dans lequel l'ammoniaque est recueillie, de même que l'ammoniaque qui sert à titrer l'acide non saturé, soient des solutions normales décimes exactement titrées. On peut se servir comme point de départ d'une solution normale décime d'acide oxalique. On dissout dans un litre d'eau distillée 6,3 gr. d'acide oxalique pur. Pour préparer une solution d'ammoniaque normale correspondant à cet acide normal, on verse d'abord dans un ballon jaugé de un litre environ 17 cm³ d'ammoniaque à 0,96 de densité, et avec de l'eau distillée on remplit le ballon jusqu'au trait de jauge. Maintenant, on verse dans un petit ballon 25 cm³ d'acide oxalique normal décime, puis, comme indicateur, de la teinture de cochenille, et l'on détermine combien de centimètres cubes de la solution d'ammoniaque, versée goutte à goutte avec précaution à l'aide d'une burette, sont nécessaires pour la saturation de ces 25 cm³ d'acide

oxalique. Admettons qu'il n'ait fallu pour cela que 24 cm³
de solution ammoniacale ; celle-ci est par conséquent encore
trop concentrée et il faut y ajouter, par 24 cm³, 1 cm³ d'eau,
afin que 25 cm² correspondent exactement à 25 cm³ de
solution normale décime d'acide oxalique. A cet effet, on
étendra comme il convient, dans une éprouvette graduée,
la solution d'ammoniaque.

On met au point de la même manière l'acide sulfurique
d'après la solution normale décime d'ammoniaque obtenue
comme il vient d'être dit, et dans ce but on fait usage ici
également d'une concentration approximativement exacte
obtenue en étendant à un litre 3 cm³ d'acide sulfurique pur
concentré.

Si lors de la distillation de l'ammoniaque on a recueilli celle-ci
dans un pareil acide sulfurique normal décime, on peut ultérieurement déterminer par titrage avec l'ammoniaque normale
décime combien il a été combiné de cet acide. Cette grandeur
peut être calculée en ammoniaque et finalement convertie
en acide azotique. Comme lors du traitement de l'eau
par l'acide sulfurique et le fer réduit par l'hydrogène, il a
été réduit non seulement l'acide azotique, mais encore l'acide
azoteux, il faut, pour connaître la quantité réelle de l'acide
azotique, retrancher du résultat la valeur équivalente à la
teneur de l'eau en acide azoteux, déterminée d'une autre
manière (voy. p. 79). La présence d'ammoniaque dans l'eau
ne peut apporter aucun trouble dans le résultat de l'analyse
d'après cette méthode, parce qu'elle s'est dégagée pendant
l'évaporation de l'eau alcalisée.

Exemple. — Un litre d'eau a été légèrement alcalisé avec une lessive de soude, puis évaporé et ensuite traité comme on l'a dit plus haut. La distillation de l'ammoniaque étant achevée, 25 cm³ de l'acide sulfurique normal décime n'ont plus exigé que 18 cm³ d'ammoniaque normale décime ; par conséquent, 25 — 18 = 7 cm³ de l'acide sulfurique avaient été neutralisés ; ceux-ci correspondent exactement à 7 cm³ d'ammoniaque normale décime ou à $7 \times 1,7 = 11,9$ milligr. d'ammoniaque, parce que le poids moléculaire de l'ammoniaque est égal à 17. Comme maintenant :

$$2AzH^3 : Az^2O^5 = 1 : x$$

ou

$$34 : 108 = 1 : x$$
$$x = 3,2,$$

il y aurait dans un litre d'eau $11,9 \times 3,2 = 38,08$ milligr. d'acide azotique. Si maintenant on admet que dans un échantillon de la même eau on ait trouvé par litre 0,4 milligr. d'acide azoteux, cette quantité correspondrait d'après l'équation :

$$\underbrace{Az^2O^3}_{76} : \underbrace{Az^2O^5}_{108} = 1 : x,$$

à $0,4 \times 1,42 = 0,57$ milligr. d'acide azotique.

Un litre d'eau contenait, par conséquent :

$$38,08 — 0,57 = 37,51 \text{ milligr. d'acide azotique } (Az^2O^5)$$

Si l'eau essayée ne renferme que de très faibles quantités d'acide azotique, on dosera l'ammoniaque combinée dans l'acide sulfurique où elle a été recueillie par la voie colorimétrique à l'aide du réactif de *Nessler* (voy. p. 121), et l'on effectuera de la même manière la conversion en acide azotique.

Procédé du laboratoire du Comité consultatif d'hygiène.

[Au laboratoire du Comité consultatif d'hygiène publique, la détermination de l'acide azotique est effectuée colorimétriquement de la manière suivante :

On emploie comme réactifs : 1° un mélange de 12 gr. d'acide phénique cristallisé avec 114 gr. d'acide sulfurique ; ce mélange est désigné sous le nom d'*acide sulfophénique ;* 2° une solution d'azotate de potassium contenant par litre 80,26 milligr. de ce sel desséché à 110°, correspondant à 50 milligr. d'acide azotique ; 2° de l'ammoniaque pure diluée au tiers.

Dans deux gobelets de verre, on évapore à siccité au bain-marie 10 cm³ de l'eau à essayer et 10 cm³ de la solution d'azotate de potassium. Après refroidissement, en ajoute dans chaque vase 1 cm³ du réactif sulfophénique, que l'on mélange intimement avec le résidu de l'évaporation, puis 5 cm³ d'eau distillée et 10 cm³ d'ammoniaque au tiers. L'ammoniaque est destinée à accentuer la teinte jaune de l'acide picrique, qui prend naissance par la réaction des azotates sur le réactif sulfophénique. On obtient ainsi deux solutions dont la teinte est proportionnelle à leur teneur en azotates. On connaît le titre de l'une ; pour connaître le titre de l'autre, il suffit donc de les comparer. On se sert dans ce but du colorimètre de Dubosq, en faisant deux lectures directes, et une troisième après interposition d'un verre bleu, et prenant la moyenne des trois observations. Les quantités d'acide azotique sont inversement proportionnelles à l'écart de lecture des divisions du colorimètre. Si le liquide témoin correspondant à une teneur de 50 milligr. d'acide azotique par litre, a été observé, par exemple, à cinq divisions, et si, l'égalité des teintes obtenue, l'index du colorimètre marque 12 divisions pour l'eau essayée, celle-ci renferme :

$$\frac{5 \times 50}{12} = 20,83 \text{ milligr. d'acide azotique par litre.}$$

Quand la coloration de l'eau essayée est trop faible pour qu'elle puisse être appréciée au colorimètre, on se borne à indiquer dans le résultat de l'analyse que l'eau ne renferme que des traces d'azotates.]

Acide azoteux (azotites).

Recherche qualitative.

La présence d'azotites a été découverte à l'aide de la méthode décrite précédemment (voy. p. 72) au moyen de la solution d'iodure de zinc et d'amidon, en admettant que la réaction se soit produite *sans* addition de zinc. Mais il est toujours convenable de s'assurer de la présence de l'acide azoteux par une autre voie, afin de distinguer les deux acides. L'essai avec une solution de sulfate de métaphénylènediamine est tout à fait convenable pour cela. Pour préparer ce réactif, on mélange avec de l'acide sulfurique étendu jusqu'à réaction nettement acide une solution à 0,5 p. 100 environ de métaphénylènediamine pure, fondant à 63°. Le liquide doit être incolore ; s'il ne l'est pas, il faut avant de s'en servir le décolorer en le chauffant avec du charbon animal recuit. Pour l'essai de l'eau à examiner, on acidifie un demi-tube à essais de celle-ci avec de l'acide sulfurique dilué et l'on ajoute du sulfate de métaphénylènediamine.

S'il y a de l'acide azoteux, il se forme une matière colorante azoïque, le triamidoazobenzol, qui se révèle par une coloration brun-jaune (brun Bismarck).

[*Barbet* et *Jaudrier* proposent à la place du réactif précédent, difficile à conserver incolore, la résorcine, qu'ils emploient de la manière suivante : Dans 2 cm³ de l'eau à examiner, on dissout dans un petit tube à essais 0,1 gr. de résorcine et l'on ajoute avec précaution 1 cm³ d'acide sulfurique concentré pur. Il se produit alors à la surface de séparation des deux liquides une coloration qui augmente peu à peu d'intensité. Une eau qui renferme 1/10 000 000 d'azotite de sodium donne encore une coloration rose caractéristique au bout de plusieurs heures.]

Dosage de l'acide azoteux.

Méthode de Trommsdorff.

Le phénomène de coloration qui se manifeste dans l'eau renfermant de l'acide azoteux lorsqu'on y ajoute une solution d'iodure de zinc contenant de l'amidon, peut être utilisé colorimétriquement, si on le produit avec la solution d'un azotite de richesse connue et si on compare le résultat avec celui que donne l'eau soumise à l'essai.

La réaction est extrêmement sensible, de sorte qu'indépendamment des précautions à prendre, lesquelles seront mentionnées ultérieurement, il faut apporter un soin tout particulier à la préparation des réactifs nécessaires.

La *solution d'iodure de zinc contenant de l'amidon* est la même que celle dont on se sert pour la recherche qualitative des acides azotique et azoteux. Pour préparer cette solution on triture dans un mortier en porcelaine 4 gr. d'amidon en poudre avec un peu d'eau distillée, de façon à obtenir un liquide laiteux, et l'on verse peu à peu ce dernier, en agitant continuellement, dans une solution bouillante de 20 gr. de chlorure de zinc pur du commerce dans 100 cm³ d'eau distillée. On chauffe ensuite le mélange sans interruption, en remplaçan l'eau évaporée jusqu'à ce qu'il soit devenu clair, c'est-à-dire jusqu'à ce que l'amidon se soit dissous. On l'étend, puis on y ajoute 2 gr. d'iodure de zinc pur et sec; on complète à 1 litre et l'on filtre après dissolution de l'iodure. Le réactif doit être conservé à l'abri de la lumière dans des flacons bien bouchés. Etendu de 50 fois son volume d'eau distillée, une addition d'acide sulfurique dilué ne doit pas lui communiquer une coloration bleuâtre.

Pour préparer une solution d'azotite avec une teneur déterminée, on se sert de l'azotite de sodium pur, facile à se procurer dans le commerce ($NaAzO^2$). Cette préparation ne renferme que peu d'impuretés; l'erreur qui en résulte offre peu d'importance. Comme:

$$Az^2O^3 : 2NaAzO^2 = 1 : x$$

ou

2 Az	28		2 Na	46
3 O	48		2 Az	28
			4 O	64
76	:		138	$= 1 : x$

x est égal à 1,815.

Si donc on dissout 1,815 gr. d'azotite de sodium dans 1 litre d'eau distillée et si de cette solution on prend 10 cm³ que l'on étend à un litre, 1 cm³ de la solution ainsi obtenue correspond à 0,01 milligr. d'acide azoteux (Az^2O^3).

Analyse de l'eau. — Dans une éprouvette à pied de 20 cm. de hauteur, on verse 100 cm³ de l'eau à essayer, on ajoute 2 cm³ de la solution d'iodure de zinc et d'amidon et 1 cm³ d'acide sulfurique à 30 p. 100, puis on mélange bien en agitant avec une baguette de verre. Sans perdre de temps inutilement, on dispose l'une à côté de l'autre quatre éprouvettes de même hauteur et de même diamètre, on verse dans chacune d'elles 100 cm³ d'eau distillée et on ajoute 1, 2, 3 et 4 cm³ de la solution d'azotite de sodium. Après avoir ajouté les deux réactifs dans les mêmes proportions que précédemment, on compare entre elles, au bout de cinq minutes, les cinq éprouvettes, en observant les colonnes de haut en bas, les éprouvettes étant placées sur une surface blanche. Celle des quatre éprouvettes servant de points de comparaison, qui offre la même intensité de coloration (bleue) que celle dans laquelle se trouve l'eau soumise à l'essai, indique en milligrammes la teneur en Az^2O^3 pour 100 cm³ d'eau, parce que 1, 2, 3 ou 4 cm³ de solution d'azotite de sodium correspondent à 1, 2, 3 ou 4 centièmes de milligramme Az^2O^3. Si de cette façon on ne peut pas obtenir une égalité de coloration, il faut répéter l'expérience dans les mêmes conditions et chercher à obtenir, dans quatre autres éprouvettes, la teinte non encore suffisamment intense en augmentant la quantité de la solution d'azotite de 0,2; 0,4, 0,5 ou 0,6 cm³. Le résultat obtenu, multiplié par 10, exprime en milligrammes la teneur en acide azoteux par litre d'eau.

Au lieu de se servir de différentes éprouvettes avec une teneur déterminée en acide azoteux pour obtenir l'égalité de coloration, on peut aussi arriver au même but en comparant deux colonnes liquides d'inégale hauteur. On prépare comme il a été dit précédemment, une éprouvette offrant une coloration bleue plus intense que celle qui renferme l'eau à essayer, puis on verse de ce liquide dans un vase quelconque (un gobelet de verre) une quantité telle que la colonne du liquide restant soit devenue plus claire et ensuite on cherche à obtenir la même teinte en ajoutant du liquide.

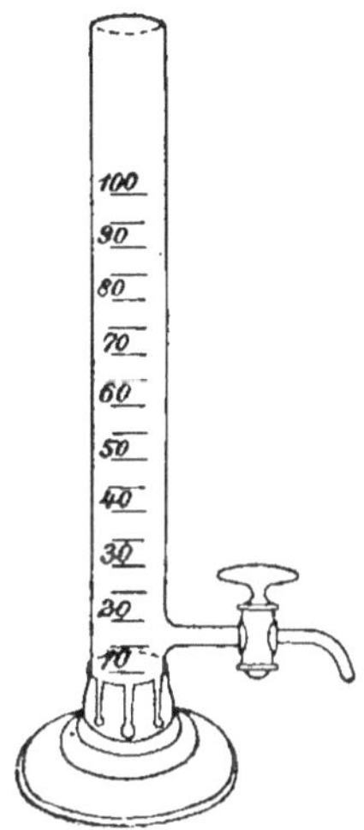

Fig. 11. — Éprouvette de Hehner.

Les éprouvettes de *Hehner* sont très convenables pour l'opération avec des volumes inégaux. Ce sont des éprouvettes graduées de 105 cm³ de capacité et munies inférieurement d'un robinet (fig. 11).

Une éprouvette n° I complètement pleine offre une coloration plus foncée qu'une autre éprouvette n° II, dans laquelle se trouve l'eau à essayer traitée de la même manière que le liquide de la première éprouvette. Maintenant, on ouvre le robinet du n° I et on laisse couler lentement le liquide jusqu'à ce que la coloration soit semblable dans les deux éprouvettes.

Que l'on ait produit l'égalité de coloration en ajoutant du liquide dans l'éprouvette n° I ou en en faisant écouler, on lit sur la graduation combien elle renferme de centimètres cubes de liquide, on détermine combien il s'y trouve de milligrammes d'acide azoteux et on calcule la teneur de l'eau en ce dernier.

Exemple. — L'éprouvette contenant le liquide servant de point de comparaison, après avoir été vidée à moitié, a dû être remplie jusqu'à 80 cm³, ou bien de l'éprouvette de *Hehner* n° I on a dû faire écouler 20 cm³, pour obtenir la même coloration que dans l'éprouvette renfermant l'eau à essayer. Remplie à 105 cm³, l'éprouvette servant de point de comparaison (celle de *Hehner* ou l'autre) contenait 0,04 milligr. d'acide azoteux ; d'après cela, il y avait dans le liquide, au niveau de 80 cm³, 0,031 milligr. d'acide azoteux (d'après l'équation 102 : 0,04 = 80 : x). La teneur en acide azoteux était la même dans 100 cm³ d'eau ; celle-ci contenait par conséquent par litre :

$$0,31 \text{ milligr. } Az^2O^3.$$

La réaction que donne l'acide azoteux avec la solution d'iodure de zinc et d'amidon est d'une très grande sensibilité. Une teneur en cet acide de 0,4 milligr. par litre d'eau produit déjà une coloration bleue si intense qu'il n'est pas possible de distinguer nettement les nuances. Lorsqu'on obtient de pareilles colorations, il ne faut opérer qu'avec des dilutions que l'on prépare avec de l'eau distillée et dont on tient compte dans le calcul du résultat.

Il faut toujours éviter, lorsqu'on se sert de cette méthode, la lumière solaire directe, parce qu'elle met en liberté de l'iode de la solution d'iodure de zinc et d'amidon et que cet iode en agissant sur l'amidon, colore le liquide en bleu, ce qui donne lieu à des erreurs.

[On peut aussi pour le dosage colorimétrique de l'acide azoteux avoir recours à la réaction de la résorcine mentionnée précédemment. Lorsque, en procédant comme il est dit à la page 79, on a obtenu avec l'eau analysée la coloration aux surfaces de contact des deux liquides, on imprime au tube renfermant ces derniers un léger mouvement d'oscillation, afin que le contenu du tube prenne une teinte uniforme et au bout d'une heure on compare la coloration produite avec celle que l'on a obtenue dans les mêmes conditions avec des solutions d'un azotite de richesse connue[1].

Au laboratoire du Comité consultatif d'hygiène publique, on dose l'acide azoteux d'après le procédé qui a été indiqué précédemment pour l'acide azotique (p. 77), en employant,

[1] [Par suite de l'instabilité de l'échelle qui dans la plupart des méthodes colorimétriques sert de terme de comparaison, on est obligé de renouveler constamment les liquides colorés, ce qui est d'autant plus désagréable que la solution titrée qui sert à préparer ces liquides s'altère elle-même plus ou moins rapidement. Pour éviter cet inconvénient, J. König (*Moniteur scientifique*, janvier 1898, p. 65) a fait reproduire par un peintre les nuances fournies par les réactifs employés pour le dosage colorimétrique de l'acide azoteux, ainsi que de l'ammoniaque et du fer dans une eau contenant des quantités déterminées de ces corps. Les reproductions ont été ensuite lithographiées pour servir à dresser une échelle colorimétrique. Dans ce but, les bandes de papier coloriées ainsi obtenues sont fixées sur un prisme à six faces, qui peut tourner sur son axe. L'éprouvette contenant le liquide à comparer est placée sur un support fixé à côté du prisme; elle reçoit toujours 100 cm³ de l'eau à examiner et la quantité nécessaire du réactif correspondant à la substance à doser. Les bandes de papier ont la même largeur que le diamètre de l'éprouvette et la même hauteur que la couche de liquide.]

à la place du réactif sulfophénique une solution de 8 parties
d'acide phénique cristallisé dans 100 parties d'acide acétique
cristallisable (*réactif acéto-phénique*) et substituant à la solu-
tion-type d'azotate de potassium une solution d'azotite de
sodium pur de richesse connue.]

Acide phosphorique (phosphates).

Recherche qualitative.

Pour la recherche de l'acide phosphorique, on acidifie fortement avec de l'acide azotique 100 cm³ d'eau et l'on évapore
à siccité dans une capsule en porcelaine. On chauffe le résidu
pendant quelques instants un peu au-dessus de 100° (en
promenant la flamme avec précaution sous la capsule), afin
de rendre insoluble l'acide silicique présent, et après refroidissement on reprend par l'acide azotique étendu et l'on
filtre. Le liquide filtré est mélangé dans un petit tube à essais
avec un excès d'une solution claire, un peu réchauffée de
molybdate d'ammonium dans l'acide azotique. La présence
d'acide phosphorique est dénotée par une coloration ou un précipité jaune, qui est formé de phosphomolybdate d'ammonium.

Pour préparer la solution azotique du molybdate, d'ammonium, on dissout 40 gr. de ce dernier dans 160 cm³ d'ammoniaque à 10 p. 100 (poids spécifique 0,96 à 14°) et ensuite on
ajoute 240 cm³ d'eau distillée. La solution froide est versée
dans 600 cm³ d'acide azotique à 27,5 p. 100. Après plusieurs
jours de repos, on filtre et on conserve la solution dans des
flacons en verre foncé.

Dosage de l'acide phosphorique.

La méthode qui vient d'être décrite pour la recherche qualitative sert aussi pour le dosage : On détermine le poids du précipité obtenu, soit directement, soit après sa transformation en pyrophosphate de magnésium et avec ce poids on calcule l'acide phosphorique (P^2O^5).

1. Détermination du poids de l'acide phosphorique par pesée sous forme de phosphomolybdate d'ammonium.

Dans une capsule en porcelaine, on évapore complètement 1 ou 2 litres de l'eau préalablement fortement acidifiée par l'acide azotique. Le résidu est arrosé 2 ou 3 fois avec de l'acide azotique (poids spécifique 1,4) et il est ensuite à chaque fois évaporé à sec. Cette précaution est nécessaire pour rendre l'acide silicique insoluble, éliminer les chlorures et détruire les substances organiques, qui retardent ou empêchent la précipitation de l'acide phosphorique sous la forme désirée. Le résidu est maintenant repris par l'acide azotique étendu et la portion dissoute de ce résidu est séparée par filtration de celle qui ne l'est pas. Au liquide filtré on ajoute 40 cm³ de la solution de molybdate d'ammonium mentionnée précédemment. On dissout ensuite dans ce liquide 12,5 gr. d'azotate d'ammonium cristallisé, puis on abandonne le tout pendant douze heures à la température de l'appartement.

Le précipité ainsi obtenu est séparé par filtration et lavé avec une solution d'azotate d'ammonium à 20 p. 100, jusqu'à ce qu'une goutte de liquide filtré, évaporée, puis chauffée au rouge sur le couvercle d'un creuset de platine ne laisse plus de résidu. Il est nécessaire d'ajouter au commencement un peu d'acide azotique au liquide servant au lavage, afin d'empêcher la séparation à l'état cristallin de molybdate acide d'ammonium. Pour éliminer l'azotate d'ammonium en excès, on arrose le précipité avec de l'eau distillée, et ensuite, à l'aide d'une fiole à jet, on le fait tomber dans un creuset de porcelaine pesé. On dissout dans de l'ammoniaque étendue chaude les particules restées adhérentes au filtre. Cette dissolution, concentrée par évaporation, est mélangée avec de l'acide azotique dilué et ajoutée rapidement au reste du précipité. Le creuset est maintenant chauffé avec précaution avec la flamme sur une soucoupe en amiante, afin de volatiliser l'azotate d'ammonium. Cette volatilisation doit être considérée comme complète lorsqu'un verre de montre tenu au-dessus du creuset ne se recouvre plus d'un enduit blanc, c'est-à-dire lorsqu'il ne sublime plus d'azotate d'ammonium. On laisse ensuite refroidir le creuset dans l'exsiccateur et on détermine le poids du précipité, dont la composition correspond à la formule :

$$3P^2O^5, 72MoO^3, 16AzH^3 + 9\ H^2O$$

ou

$$2[(H^4Az)^3PO^4] + (H^4Az)^2HPO^4 + 36MoO^3$$

Sa teneur en acide phosphorique (P^2O^5) s'élève à 3,8 p. 100. Avec cette teneur on calcule celle de l'eau en acide phosphorique.

Exemple. — On a pris pour l'expérience 1 000 cm³ d'eau.

Le précipité de phosphomolybdate d'ammonium pesait 8,5 milligr. Comme

$$100 : 3,8 = 8,5 : x \qquad x = 0,32,$$

il y avait dans 1 litre d'eau 0,32 milligr. d'acide phosphorique (P^2O^5).

2. Détermination du poids de l'acide phosphorique par pesée sous forme de pyrophosphate de magnésium.

Comme on le voit d'après les indications précédentes, la teneur en acide phosphorique du précipité de phosphomolybdate d'ammonium est peu élevée (3,8 p. 100). Il convient donc, lorsque l'eau contient beaucoup d'acide phosphorique de transformer ce précipité, par addition de mixture magnésienne, en phosphate ammoniaco-magnésien, puis de convertir ce dernier par calcination en pyrophosphate de magnésium et de le peser sous cette forme.

A cet effet, le précipité en question, lavé une fois avec de l'azotate d'ammonium, est dissous encore humide dans de l'ammoniaque. A cette dissolution on ajoute la mixture de magnésie préparée comme il est dit plus loin et l'on augmente le volume total d'un tiers en ajoutant 10 p. 100 d'ammoniaque (poids spécifique 0,96). Au bout de vingt-quatre heures, il se sépare du liquide un précipité cristallin de phosphate ammoniaco-magnésien, qui est traité de la même manière que lorsqu'il s'agit du dosage de la magnésie (voy. p. 98). Il faut multiplier par 0,639 le poids du pyrophosphate de magnésium pour connaître la quantité correspondante d'acide phosphorique.

Exemple. — 1 000 cm³ d'eau ont fourni 1,69 milligr. de phyrophosphate de magnésium ; 1 litre contenait par conséquent 1,08 milligr. d'acide phosphorique (P^2O^5).

Remarque. — Pour préparer la mixture de magnésie, on dissout 50 gr. de chlorure de magnésium et 70 de chlorure d'ammonium dans 350 cm³ d'ammoniaque liquide à 10 p. 100 et 750 cm³ d'eau distillée. La solution doit être filtrée après qu'on l'a laissée reposer plusieurs jours (*Lehmann*).

Oxygène.

Le dosage de l'oxygène dissous peut en quelque sorte être considéré comme le complément de la détermination du degré de la contamination de l'eau par des substances organiques. La présence de ces dernières aura toujours pour conséquence des processus de décomposition plus ou moins énergiques, dans lesquels il disparaît des quantités d'oxygène plus ou moins grandes. C'est pour cela que les eaux qui sont riches en matières organiques ne renferment que de faibles quantités d'oxygène.

Max Müller et *L. Chalamay* ont indiqué pour le dosage de l'oxygène une méthode très commode. Cette méthode consiste à dissoudre dans l'eau, à l'abri du contact de l'air, du sulfate de manganèse et, au moyen d'une addition de lessive de potasse ou de soude concentrée, à transformer ce dernier en hydroxydule de manganèse, qui absorbe tout l'oxygène dissous en se transformant en sesquioxyde ou oxyde salin de manganèse. Si maintenant on fait agir sur ce dernier de l'acide chlorhydrique concentré dans lequel on a dissous un peu d'iodure de potassium, le sesquioxyde de manganèse est dissous sous forme de protochlorure et en même temps il est mis en liberté du chlore, qui de l'acide iodhydrique présent sépare une quantité équivalente d'iode. Ces processus chimiques sont exprimés par les formules suivantes :

$$2MnSO^4 + 4KOH = 2Mn(OH)^2 + 2KSO^4,$$
$$2Mn(OH)^2 + O + H^2O = Mn^2(OH)^6,$$
$$Mn^2(OH)^6 + 6HCl = 2MnCl^2 + Cl^2 + 6H^2O.$$
$$Cl^2 + 2HI = I^2 + 2HCl$$

On titre la quantité de l'iode avec une solution d'hyposulfite de sodium 1/20 normale, en employant comme indicateur une solution d'amidon et on la réduit par le calcul en oxygène.

Pratique de l'analyse. — Un flacon d'une capacité de 2 à 3 litres est muni d'un bouchon en caoutchouc percé de deux trous ; dans l'un de ces trous est fixé un entonnoir à séparation et dans l'autre un tube de verre recourbé. A ce dernier se rattache un tuyau en caoutchouc, qui est réuni à un tube de verre plus large et droit, fixé à un support (fig. 12). Après avoir déterminé exactement sa capacité, on remplit *complètement* le flacon avec l'eau à analyser et ensuite on y ajoute un cristal de sulfate de manganèse du poids de 1 gramme tout au plus. Le tube de verre droit, le tuyau en caoutchouc et le tube coudé ayant été aussi remplis avec la même eau, on fixe solidement le bouchon en caoutchouc dans le col du flacon, en évitant d'y renfermer une bulle d'air. Pour éliminer la

petite colonne d'air qui se trouve dans le tube de l'entonnoir à
séparation, on ouvre le robinet avec précaution, de façon à la
laisser s'échapper et que de l'eau vienne la remplacer.

Dès que le cristal de sulfate de manganèse s'est dissous, on
verse dans la boule de l'entonnoir 5 cm³ de lessive concentrée de potasse ou de soude. Maintenant, on fait écouler lentement la lessive, en ouvrant un peu
le robinet et permettant à l'eau de
s'échapper en abaissant avec précaution le tube fixé sur le support. Il se
sépare alors de l'hydroxydule de manganèse, que l'on dissémine uniformément dans l'eau en secouant fortement
le flacon. Quelques chimistes favo-
risent cette détermination en introduisant dans le flacon quelques grains de
verre. Au bout d'une demi-heure, on
peut admettre que tout l'oxygène est

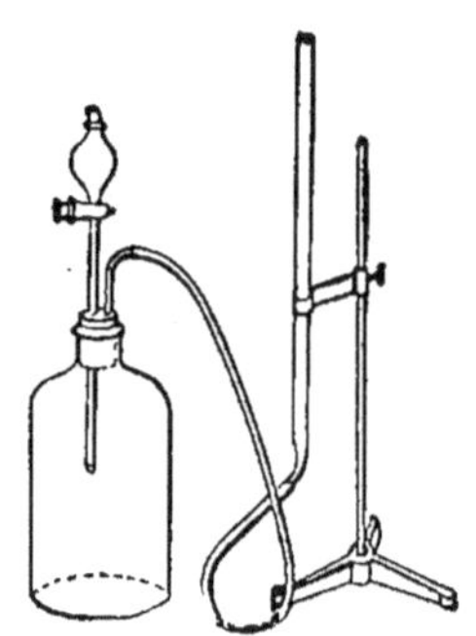

Fig. 12. — Appareil pour
le dosage de l'oxygène
(d'après Müller et Chala-
may).

certainement combiné. On lave la boule de l'entonnoir, afin
d'éliminer le reste de la lessive, et ensuite on le charge avec
15 cm³ d'acide chlorhydrique concentré, dans lequel on a dissous quelques cristaux d'iodure de potassium. Maintenant,
on fait pénétrer l'acide dans le flacon de la même manière
que la lessive. La séparation de l'iode étant achevée, on verse
tout le contenu du flacon dans une capsule en porcelaine et
l'on titre avec une solution d'hyposulfite de sodium 1/20
normale (12,4 gr. d'hyposulfite dans un litre d'eau); dans
cette opération, on se sert comme indicateur d'une solution

d'amidon, et l'on continue le titrage jusqu'à ce que l'iodure d'amidon soit décoloré.

Pour fixer exactement le titre de la solution d'hyposulfite de sodium 1/20 normale, on emploie une solution d'iode 1/20 normale (qui est préparée de la même manière que la liqueur décime dont il est question à la page 51). Si l'on a employé, par exemple, pour la décoloration de 25 cm³ de cette solution d'iode bleuie par l'indicateur (solution d'amidon), 23,9 cm³ de solution d'hyposulfite de sodium, ceux-ci correspondent à :

0,1581 d'iode ou à 0,001 d'oxygène.

parce que

$$2 \, \mathrm{I} : 0 = 2 \times 126,5 : 16$$

Exemple. — Le flacon contenait jusqu'à l'extrémité inférieure du bouchon en caoutchouc 2 480 cm³ de l'eau à essayer. Ceux-ci ont employé 14,15 cm³ de la solution d'hyposulfite de sodium ; comme maintenant

$$23,9 : 0,001 = 14,15 : x,$$

la quantité d'eau analysée contenait 5,92 milligr. d'oxygène, ce qui fait pour un litre d'eau 2,39 milligr.

[Le procédé indiqué (1896) par *Romija* est basé sur les mêmes principes que la méthode précédente. Avec l'eau à essayer on remplit une pipette munie d'un robinet de verre à chacune de ses extrémités et pourvue, au-dessus du robinet supérieur, d'un petit tube gradué de 1 cm³ environ de capacité ;

on ferme ensuite les robinets et l'on verse dans le tube gradué une solution contenant par centimètre cube 1,12 gr. de proto-chlorure de manganèse et 0,085 gr. d'iodure de potassium. Maintenant, en ouvrant d'abord le robinet supérieur, puis l'inférieur, on fait écouler presque complètement ce liquide dans la pipette, on lave le tube et on agite. De la même manière, on fait ensuite pénétrer dans la pipette 1 cm³ d'une solution de sel de Seignette contenant 10 gr. de ce sel par 12 cm³, et ensuite 1 cm³ de lessive de soude renfermant par centimètre cube 0,1 gr. de soude caustique, on agite le tout et l'on abandonne la pipette à elle-même pendant dix minutes. Après avoir ajouté au contenu de celle-ci 1 cm³ d'acide chlor-hydrique à 25 p. 100, on verse le liquide dans un ballon d'*Erlenmeyer*, et, comme dans la méthode précédente, on titre, avec une solution d'hyposulfite de sodium, l'iode séparé, dont la quantité est directement équivalente à l'oxygène dis-sous dans l'eau (voy. plus haut). Dans le calcul il faut avoir soin de tenir compte des 4 cm³ d'eau qu'a fait perdre l'addition des réactifs.

Le procédé de *Mohr*, tel qu'il a été modifié par *Albert Lévy*, est également très pratique et très exact. D'après ce procédé, on ajoute à l'eau alcalisée par la potasse un volume mesuré d'une solution de sulfate de protoxyde de fer et d'am-monium, dont le titre est exactement connu par rapport à une solution titrée de permanganate de potassium ; l'oxygène dissous dans l'eau suroxyde le sel ferreux. On détermine ensuite à l'aide du permanganate la proportion de sel de fer qui n'a pas été peroxydée. L'opération est effectuée de la manière suivante : Dans une pipette à deux robinets, semblable à celle dont il est question plus haut et d'une capacité de 100 cm³ exactement connue, on introduit de l'eau à essayer et on ajoute successivement 2 cm³ de lessive de potasse à 10 p. 100 et 4 cm³ d'une solution de sulfate de protoxyde de fer et d'ammonium à 39,2 gr. par litre et dont la teneur en fer a été exactement déterminée à l'aide d'une solution normale décime de permanganate de potassium (c'est-à-dire contenant par litre 3,162 gr. de ce sel). L'eau qui s'écoule par le robinet inférieur pendant l'introduction de ces liquides est recueillie dans un vase contenant de l'acide sulfurique étendu. La réaction est achevée au bout de quelques instants. Les oxydes de fer qui ont pris naissance se rassemblent au fond du liquide ; on les dissout avec 4 cm³ d'acide sulfurique étendu de son volume d'eau, que l'on introduit en ouvrant seulement le robinet supérieur de la pipette, et lorsque le liquide s'est décoloré on détermine à l'aide du permanganate de potassium la proportion de fer restée à l'état de protoxyde. La différence entre cette quantité et celle qui a été ajoutée dans la pipette, multipliée par le facteur 0,1428, donne l'oxygène exprimé en grammes (1 cm³ de la solution de sulfate double = 0,0056 gr. Fe, si la liqueur contient exactement 39,2 gr. de sel de fer et d'ammonium par litre).

L'oxygène dissous dans l'eau peut aussi être dosé à l'aide de l'appareil très simple représenté par la figure 13 et indiqué par *A. Florence*[1] (1897). Le ballon B est rempli avec l'eau à essayer et fermé immédiatement au moyen d'un bouchon en caoutchouc portant un robinet à trois voies *r*. La voie directe fait communiquer le ballon avec un tube gradué **A** surmonté d'un petit entonnoir à robinet, tandis que la voie latérale est en communication, à l'aide d'un tube en caoutchouc *b* long de 1 mètre, avec un tube de verre **C**, formant un réservoir à mercure et de même grandeur que le tube **A**. Si l'on remplit ce dernier de mercure, de même que le tube *b*, le réservoir **C** étant tenu au même niveau que le tube gradué, le mercure, si l'on abaisse **C**, s'écoulera de **A** et il s'y produira un vide barométrique. Si maintenant on ouvre la troisième voie, l'air dissous dans l'eau se dégage et se rend dans le tube gradué. Un léger chauffage suffit pour enlever à l'eau les dernières traces d'air. Lorsque tout l'air est passé en **A**, on élève le réservoir **C** jusqu'à ce que les niveaux soient à la même hauteur ; on lit le volume, après avoir absorbé l'acide car-

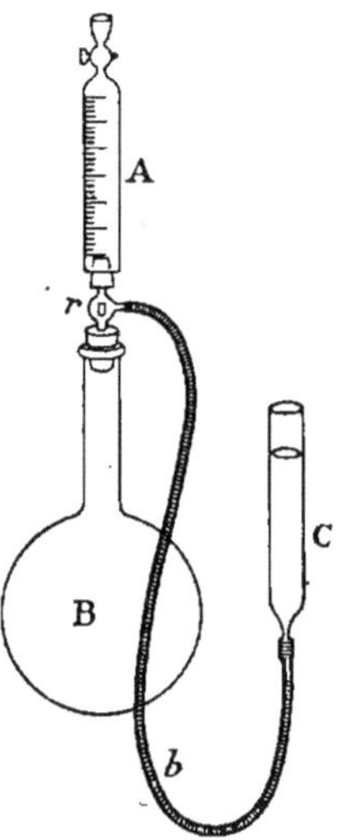

Fig. 13. — Appareil de A. Florence pour le dosage de l'oxygène.

bonique en introduisant par l'entonnoir un peu de potasse caustique, puis on absorbe l'oxygène au moyen d'une solution saturée de pyrogallol ; on fait une nouvelle lecture, et si l'on retranche du volume primitivement constaté celui qu'on vient de lire, on a le volume de l'oxygène. Il faut avoir soin d'effectuer les corrections relatives à la température,

à la pression barométrique et à la tension de la vapeur
d'eau.]

Terres alcalines. Calcium et magnésium.

Recherche qualitative du calcium.

On acidifie légèrement avec de l'acide chlorhydrique environ 50 cm³ d'eau avec de l'ammoniaque et l'on ajoute un
grand excès d'oxalate d'ammonium. Il se sépare alors de
l'oxalate de chaux sous la forme d'un précipité blanc, qui est
soluble dans l'acide chlorhydrique, mais insoluble dans l'acide
acétique. Le magnésium reste au contraire en dissolution
sous forme d'oxalate de magnésium et d'ammonium (oxalate ammoniaco-magnésien).

Recherche qualitative du magnésium.

Pour la recherche du magnésium on emploie le liquide
séparé par filtration du précipité calcaire. Ce liquide est
mélangé avec de l'ammoniaque en excès et une solution de
phosphate de sodium. En agitant le liquide avec une baguette
de verre et surtout en rayant la paroi du verre avec celle-ci,
il se produit un précipité blanc, qui est formé de phosphate
ammoniaco-magnésien.

Dosage pondéral du calcium et du magnésium.

a. *Dosage du calcium.*

Suivant le résultat de la recherche qualitative, on mesure
500 à 1 000 cm³ d'eau, et, après les avoir légèrement acidulés

avec de l'acide chlorhydrique, on les réduit par évaporation au bain-marie dans une capsule en porcelaine à environ 150 cm³. Le liquide est ensuite versé dans un gobelet de verre à minces parois, la capsule est lavée avec un peu d'eau distillée et l'eau de lavage ajoutée dans le gobelet; le contenu de ce dernier est chauffé à l'ébullition, puis additionné d'ammoniaque et d'acide chlorhydrique; l'hydrate de sesquioxyde de fer, l'hydrate d'alumine et l'acide silicique qui peuvent être présents sont ainsi séparés sous forme d'un précipité. On isole celui-ci par filtration, en recueillant le liquide dans un ballon d'*Erlenmeyer*, jaugé à 250 cm³. Dans ce dernier, on chauffe de nouveau le liquide à l'ébullition et ensuite on y ajoute une solution d'oxalate d'ammonium, tant qu'il se forme un précipité. Après refroidissement du liquide, on remplit le ballon avec de l'eau distillée jusqu'au trait de jauge (250 cm³) et on laisse le précipité se déposer complètement. Dès qu'il en est ainsi, on enlève, à l'aide d'une pipette, quelques centimètres cubes du liquide clair surnageant, et avec ce liquide on mouille un filtre appliqué bien exactement sur les parois d'un entonnoir et dont le poids de la cendre est connu. On porte sur ce filtre le précipité, en enduisant le bord du ballon d'*Erlenmeyer* d'une couche très mince de graisse et faisant couler le liquide sur le filtre le long d'une baguette de verre. Au moyen d'un petit bout de tube en caoutchouc coiffé sur l'extrémité de la baguette de verre, on fait tomber les particules de précipité qui adhèrent aux parois du ballon. Avant de laver le précipité, on prélève avec une pipette 300 cm³ du liquide filtré, que l'on met de côté en vue du dosage de la magnésie.

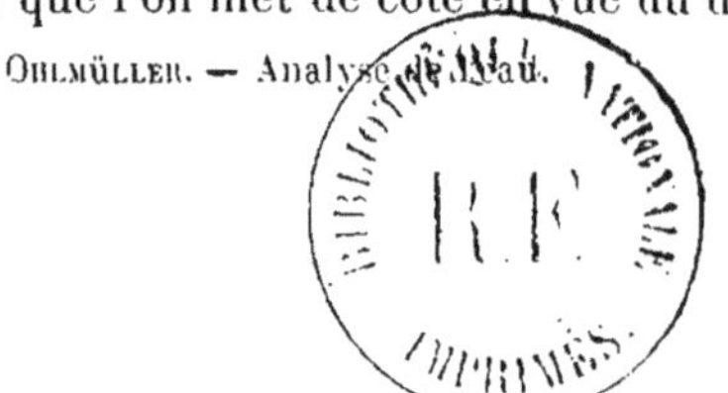

Le précipité est lavé à l'eau distillée bouillante, jusqu'à ce que quelques centimètres cubes du liquide filtré, traités dans un petit tube à essais par l'azotate d'argent, ne donnent plus la réaction du chlore. On le dessèche ensuite dans l'entonnoir, puis on le met dans un creuset de platine, et, après avoir brûlé le filtre dans une spirale de platine, on ajoute la cendre au précipité. Pour transformer l'oxalate de calcium en oxyde de calcium (CaO), on chauffe au rouge le contenu du creuset à l'aide du chalumeau à gaz jusqu'à poids constant, et, à l'aide de la balance, on détermine, en laissant toujours refroidir dans l'exsiccateur la quantité de l'oxyde de calcium, après déduction du poids de la cendre du filtre.

Si l'on n'a pas de chalumeau à gaz à sa disposition, on porte le précipité sur un filtre desséché dont on a déterminé le poids. Le précipité desséché à $100°$ est composé de $C^2O^4Ca + H^2O$, et il contient, après déduction du poids du filtre, 38,35 p. 100 d'oxyde de calcium.

b. Dosage du magnésium.

Les **200** cm³ de liquide filtré mis de côté précédemment sont mélangés avec quelques gouttes d'ammoniaque et 20 cm³ d'une solution saturée de phosphate de sodium ; au bout d'un quart d'heure, on ajoute de nouveau quelques centimètres cubes d'ammoniaque, et plus tard encore 40 à 50 cm³. On a soin pendant ces additions de toujours agiter avec la baguette de verre, en faisant en sorte d'éviter de frotter les parois du verre, parce que autrement des cristaux s'y déposeraient. Le magnésium est ainsi séparé sous forme de phosphate ammoniaco-ma gnésien, qui au bout de douze heures se dépose à l'état cristallin. On porte ensuite sur un filtre, dont le poids de la cendre est connu, les cristaux du sel double, en procédant comme il a été dit précédemment, et, avec un mélange de 1 volume d'ammoniaque (à 0,96 de densité), 3 volumes d'eau distillée et 1/4 de volume d'alcool, on les lave jusqu'à ce qu'on ne puisse plus trouver de chlore dans le liquide filtré. Le filtre et le précipité qu'il renferme sont maintenant desséchés dans l'entonnoir ; le précipité est déversé dans un creuset de platine préalablement chauffé au rouge et pesé, et la cendre du filtre brûlé dans une spirale de platine y est ajoutée. On chauffe ensuite le creuset sur un bec de Bunsen, d'abord faiblement, son couvercle étant en place, puis fortement l'air ayant libre accès, jusqu'à ce qu'on ait obtenu une cendre blanche. (Si l'on avait quelque difficulté pour arriver à ce résultat, on ajouterait une goutte d'acide azotique, et, après avoir évaporé ce dernier avec précaution, on chaufferait encore au rouge.) Lorsqu'il en est ainsi, on laisse refroidir dans l'exsiccateur et on pèse. Le poids obtenu représente, après déduction du poids du creuset et de la cendre du filtre, la quantité du pyrophosphate de magnésium ($Mg^2P^2O^7$), qu'il faut multiplier par 0,3603 pour avoir le résultat désiré en oxyde de magnésium. Comme ce nombre n'indique la teneur en oxyde de magnésium que pour 200 cm³ du liquide filtré obtenu lors du dosage de la chaux, tandis que ce liquide aurait dû s'élever à 250 cm³, il faut encore le multiplier par 5/4 pour obtenir la teneur en magnésie (MgO) de la quantité d'eau primitivement employée.

Dosage du calcium d'après Mohr.

La méthode consiste à transformer en oxalate de calcium insoluble les combinaisons calcaires de l'eau, en ajoutant à celle-ci de l'ammoniaque et un excès d'une solution d'acide oxalique de richesse connue, puis à déterminer le reste de l'acide non combiné par titrage avec le permanganate de potassium. Après soustraction de la dernière quantité d'acide oxalique de celle qui a été employée primitivement, on apprend combien de parties en poids ont été nécessaires pour la précipitation du calcium présent. Avec cette donnée on calcule le poids de l'oxyde de calcium.

Pour précipiter la chaux, on emploie une solution normale décime d'acide oxalique. On prépare celle-ci en dissolvant dans 1 litre d'eau distillée 6,3 gr. d'acide oxalique pur. Comme maintenant :

2 C	24	
2 H	2	
4 O	64	
4 H	4	Ca 39,9
2 O	32	O 16,0

126 d'acide oxalique correspondant à 55,9 d'oxyde de calcium,

6,3 gr. d'acide oxalique = 2,8 gr. d'oxyde de calcium, ou 1 cm³ de la solution correspond à 2,8 milligr. d'oxyde de calcium.

En outre, on dissout 3 grammes de permanganate de potassium dans 1 litre d'eau distillée. Pour déterminer quel volume de cette dissolution correspond à 1 cm³ de la solution d'acide oxalique, on introduit dans un ballon de 200 cm³ de capacité environ 25 cm³ de la solution normale décime d'acide oxalique mesurés avec une pipette, on étend avec 100 cm³ d'eau distillée, on ajoute 10 à 15 cm³ d'acide sulfurique et l'on chauffe le mélange à 60-70°. A l'aide d'une burette à robinet de verre remplie jusqu'au zéro avec la solution de permanganate de potassium, on fait ensuite couler celle-ci goutte à goutte dans le liquide jusqu'à ce qu'il prenne une légère coloration rosée persistante ; on a soin, pendant cette opération, de faire tournoyer le liquide contenu dans le ballon.

Exemple. — 25 cm³ de solution normale décime d'acide oxalique ont exigé 26 cm³ de solution de permanganate. Par conséquent, 26 cm³ de permanganate = 25 cm³ d'acide oxalique = 70 milligr. CaO.

Analyse de l'eau.

Dans un ballon jaugé de 300 cm³ environ de capacité, on verse 100 cm³ d'eau. Celle-ci est rendue légèrement alcaline avec de l'ammoniaque et ensuite on ajoute, suivant le résultat de l'essai qualitatif, 25 à 50 cm³ de la solution d'acide oxalique normale décime. On chauffe le liquide à l'ébullition, afin de rendre plus compact le précipité d'oxalate de calcium. Après le refroidissement, que l'on peut hâter en plongeant le ballon dans de l'eau froide, on remplit ce dernier jusqu'au trait de jauge ; on mélange bien et on filtre sur un filtre sec, en recueillant le liquide dans un vase sec.

Du liquide filtré, on prend à l'aide d'une pipette 200 çm³,

qu'on fait couler dans un ballon de 500 cm³ environ de capacité, on ajoute 15 cm³ d'acide sulfurique concentré, et, après avoir chauffé à 60-70°, on titre comme précédemment avec la solution de permanganate de potassium. Comme on n'a employé que 200 cm³ du liquide filtré, au lieu de 300 cm³, il faut multiplier par 1,5 le résultat lu sur la burette. On soustrait ce résultat converti en acide oxalique de 25 ou 50, et avec la différence on calcule la quantité de l'oxyde de calcium.

Exemple. — 25 cm³ de solution d'acide oxalique correspondent à 26 cm³ de solution de permanganate.

100 cm³ d'eau ont été mélangés avec 25 cm³ d'acide oxalique, 200 cm³ du mélange porté à 300 cm³ ont exigé 9,5 cm³ de solution de permanganate ; par conséquent, 300 cm³, c'est-à-dire les 100 cm³ de l'eau prise pour l'essai, auraient exigé $9,5 \times 1,5 = 14,25$; comme $26 : 25 = 14,25 : x$, $x = 13,7$.

La quantité d'acide oxalique employée pour la précipitation de la chaux est donc égale à $25 - 13,7 = 11,3$.

Comme maintenant 1 cm³ d'acide oxalique correspond à 2,8 milligr. de chaux, 11,3 sont égaux à 31,64 milligr.

L'eau contient par conséquent 316,4 milligr. CaO par litre.

Dureté de l'eau.

La présence des terres alcalines communique à l'eau une propriété que l'on désigne sous le nom de *dureté*. Si ces corps sont en grande quantité, l'eau laisse, lorsqu'on l'éva-

pore, un résidu abondant; lorsqu'on se sert de cette eau
pour le lavage, il faut une quantité de savon plus grande
pour produire la mousse. Les fruits des légumineuses cuits
dans une pareille eau ne s'y ramollissent que difficilement,
ou même y deviennent plus durs. C'est en général par cette
particularité qu'une eau dure se distingue d'une eau douce,
c'est-à-dire d'une eau ne contenant que de faibles quantités
de terres alcalines.

Cette propriété de l'eau offrant fréquemment une grande
importance au point de vue industriel, il a paru convenable
de la représenter par une expression numérique; mais cette
expression n'est pas la même dans les différents pays. Ainsi,
en Allemagne un *degré de dureté* correspond à 1 partie de
chaux (oxyde de calcium, CaO) dans 100 000 parties d'eau,
tandis qu'en France il correspond à 1 partie de carbonate
de calcium ($CaCO^3$) dans la même quantité d'eau. Un degré
de dureté anglais indique 1 partie de carbonate de calcium
dans 70 000 parties d'eau (ou 1 grain = 0,648 gr. dans 1 gal-
lon = 4,543 lit.). Par conséquent :

1° de dureté allemand = 1,25° de dur. anglais = 1,79° de dur. français.
1°   —   français = 0,56° — allemand = 0,7°   —   anglais.
1°   —   anglais = 1,43° — français = 0,8°   —   allemand.

Dans l'eau, les terres alcalines sont combinées aux acides
sulfurique, azotique, chlorhydrique et carbonique et s'y
trouvent en dissolution sous ces formes. Si l'on détermine la
quantité de ces corps, on obtient la *dureté totale* de l'eau.
Mais les parties en poids de magnésie (MgO) que l'on a trou-

vées doivent être transformées par le calcul en la quantité équivalente de chaux (CaO) et ajoutées à celles de la chaux. Cette conversion a lieu d'après l'équation :

$$MgO : CaO = 1 : x$$

ou

$$\begin{array}{ccc} Mg\ 24 & & Ca\ 40 \\ O\ \ 16 & & O\ \ 16 \\ \hline 40 & : & 56 = 1 : x \end{array}$$

$$x = 1,4$$

Les milligrammes d'oxyde de magnésium, multipliés par 1,4, donnent par conséquent un produit correspondant à l'oxyde de calcium.

Exemple. — Une eau contient par litre 106,7 milligr. d'oxyde de calcium et 36,5 milligr. d'oxyde de magnésium. Comme la quantité de ce dernier est équivalente à $36,5 \times 1,4 = 51,1$ CaO, il se serait trouvé, avec cette conversion, $106,7 + 51,1 = 157,8$ milligr. de chaux dans 1 litre d'eau, ou 15,78 parties dans 100 000 parties.

L'eau aurait eu une dureté totale égale à 15,8 degrés allemands.

Si l'on fait bouillir l'eau pendant un certain temps, l'acide carbonique à demi combiné se dégage ; les bicarbonates sont ainsi transformés en monocarbonates et en majeure partie précipités. Une partie du carbonate de calcium ne se sépare pas (d'après A. *W. Hofmann*, 3,4 parties dans 100 000 parties d'eau). Cette portion, avec les azotates, les sulfates et les chlorures des terres alcalines, communique à l'eau une dureté autre que la précédente ; on la désigne sous le nom de *dureté permanente;* la différence entre la dureté totale et la dureté permanente représente la *dureté temporaire.*

Détermination de la dureté d'après Clark.

Le dosage répété de la chaux et de la magnésie demande beaucoup de temps. C'est pour cela que la méthode que nous allons décrire est tout à fait convenable pour être renseigné promptement sur les propriétés de l'eau dont il vient d'être question. Cette méthode consiste à produire, au moyen d'une solution de savon de richesse connue, une transformation chimique entre les alcalis terreux neutres et les acides gras combinés au potassium (savon); les alcalis terreux forment alors avec les acides gras des combinaisons insolubles, tandis que les acides inorganiques s'unissent au potassium en donnant naissance à des sels solubles.

La solution de savon est préparée de façon que dans 100 gr. d'eau elle puisse combiner 12 milligr. de chaux ou la quantité équivalente de sels de baryum ou de magnésium; elle indique par conséquent 12 degrés allemands.

On prépare d'abord le savon nécessaire en faisant liquéfier au bain-marie 150 parties d'emplâtre de plomb, et ensuite les triturant en une masse homogène avec 40 parties de carbonate de potassium. La masse obtenue est traitée par l'alcool absolu et le tout est filtré, afin de séparer les éléments non dissous. Du liquide filtré, on élimine l'alcool par distillation et ensuite on dessèche au bain-marie le savon qui reste. Pour préparer la solution de savon, on dissout 20 parties du savon obtenu comme il vient d'être dit dans 1 000 parties d'alcool étendu à 56 p. 100 en volume. Pour l'essayer, on prépare une solution d'un sel de baryum, telle que 100 cm³ soient équivalents à 12 milligr. de chaux, et dans ce but on dissout dans 1 litre d'eau distillée 0,599 gr. d'azotate de baryum pur, desséché à 100°, ou 0,523 gr. de chlorure de baryum pur séché à l'air ($BaCl^2 + 2H^2O$). Les sels de baryum sont choisis de préférence à ceux de calcium ou de magnésium, parce qu'ils entrent en combinaison plus rapidement et plus facilement que ces derniers avec l'acide gras.

Fixation du titre de la solution de savon. — Dans un flacon avec bouchon à l'émeri de 200 cm³ de capacité, on verse 100 cm³ de la solution d'azotate ou de chlorure de baryum, et à l'aide d'une burette avec robinet à pince on laisse couler la solution de savon d'abord en grande quantité, ensuite par demi-centimètres cubes, et enfin seulement goutte à goutte. De temps en temps on agite avec soin le flacon et l'on observe s'il se forme une écume à bulles fines, persistant pendant cinq minutes. Si l'on a, par exemple, employé pour obtenir cette mousse 18 cm³ de solution de savon, celle-ci est trop concentrée ; il faut donc en étendre 18 cm³, dans une éprouvette graduée, avec 27 cm³ d'alcool à 56 p. 100 pour obtenir une solution de savon exactement titrée. Il faut naturellement vérifier encore l'exactitude de cette dernière liqueur en procédant comme on vient de le dire ; 100 cm³ de la solution du sel de baryum doivent alors employer exactement 45 cm³.

Essai de l'eau. — Dans le flacon à l'émeri bien nettoyé,

on verse 100 cm³ de l'eau à essayer, mesurés à l'aide d'une
pipette. On marque le niveau de l'eau sur le flacon. On
effectue ensuite le titrage avec la solution de savon, en procédant de la même manière que lors de la fixation du titre.

Avec les eaux d'une dureté plus grande que 12 degrés allemands, il faut toujours employer des dilutions, mais aussi
toujours le même volume. On prendra donc 10, 20 ou 30 cm³
d'eau, et ensuite on ne procédera à l'essai qu'après avoir
rempli le flacon avec de l'eau distillée jusqu'à la marque
mentionnée plus haut.

Pour déterminer la dureté permanente (ou la dureté temporaire), on fait bouillir, pendant une demi-heure à une heure,
un volume d'eau déterminé ; on verse ensuite l'eau dans
une éprouvette graduée, et après refroidissement on ajoute de
l'eau distillée de façon à rétablir le volume primitif. Après
avoir filtré le liquide, on en mesure 100 cm³, que l'on traite
comme précédemment.

Les degrés de dureté n'étant pas exactement proportionnels
à la quantité de dissolution savonneuse employée, on se
servira, pour la conversion en degrés de dureté, du volume de
solution de savon nécessaire pour l'obtention de la mousse
persistante, de la table suivante, due à *Faist* et *Knauss*.

Table de Faist et Knauss.

Centimètres cubes de solution de savon employés.	Degrés de dureté allemands.
3,4.	0,5
5,4.	1
7,4.	1,5
9,4.	2

La différence de 1 cm³ de solution de savon = 0°,25 de dureté.

Centimètres cubes de solution de savon employés.	Degrés de dureté allemands.
11,3	2,5
13,2	3
15,1	3,5
17	4
18,9	4,5
20,8	5

La différence de 1 cm³ de solution de savon = 0°,26 de dureté.

22,6	5,5
24,4	6
26,2	6,5
28	7
29,8	7,5
31,6	8

La différence de 1 cm³ de solution de savon = 0°,277 de dureté.

33,3	8,5
35	9
36,7	9,5
38,4	10
40,1	10,5
41,8	11

La différence de 1 cm³ de solution de savon = 0°,294 de dureté.

43,4	11,5
45	12

Exemples. — Les quantités suivantes de solution de savon ont été employées :

I. 26,2 cm³ = 6,5 degrés de dureté allemands.

II. 27,4 cm³. La différence avec le chiffre immédiatement supérieur est 28 — 27,4 = 0,6 cm³. Dans cette colonne 1 cm³ de solution de savon = 0,277 degré de dureté ; par conséquent 0,6 cm³ $= \dfrac{0{,}277 \times 0{,}6}{1} = 0{,}1662$ degré de dureté. La dureté de l'eau s'élève donc à $7 - 0{,}166 = 6{,}83$ degrés.

III. 21 cm³. La différence avec le chiffre immédiatement inférieur 20,8 s'élève à $21 - 20{,}8 = 0{,}2$; ici 1 cm³ de solution de savon correspond à 0,26 degré de dureté ; par conséquent 0,2 cm³ $= \dfrac{0{,}26 \times 0{,}2}{1} = 0{,}052$ degré. La dureté de l'eau est donc égale à $5 + 0{,}05 = 5{,}05$ degrés. Ou bien la différence avec le chiffre immédiatement supérieur $= 22{,}6 - 21 = 1{,}6$. Dans la colonne où se trouve 22,6, 1 cm³ de solution de savon correspond à 0,277 degré de dureté ; par conséquent, $\dfrac{0{,}277 \times 1{,}6}{1} = 0{,}4432$ degré correspond à 1,6 cm³, et par suite 21 cm³. de solution de savon sont égaux à $5{,}5 - 0{,}44 = 5{,}06$ degrés de dureté allemands.

Détermination de la dureté d'après Boutron et Boudet.

[Cette méthode, désignée sous le nom d'*hydrotimétrie*, est basée sur le même principe que celle de *Clark*, et les degrés de dureté portent ici le nom de *degrés hydrotimétriques*. Voici comment la méthode est actuellement appliquée :

On commence par préparer une solution titrée de savon, dite *liqueur hydrotimétrique*. A cet effet, on dissout à l'ébullition 100 gr. de savon amygdalin bien sec dans 1 600 gr. d'alcool à 90 degrés ; on filtre, pour séparer les matières insolubles, et l'on ajoute à la liqueur filtrée 1 000 cm³ d'eau distillée.

On détermine le titre de la liqueur hydrotimétrique ainsi obtenue à l'aide d'une *solution normale de chlorure de calcium*, que l'on prépare en dissolvant dans 1 000 cm³ d'eau distillée

0,25 gr. de chlorure de calcium. On admet que cette solution normale correspond à 22 degrés hydrotimétriques, de sorte que 1 degré équivaut à 11,4 milligr. de chlorure de calcium dans 1 litre d'eau (ou 10,3 milligr. de carbonate de calcium).

La détermination du titre de la liqueur hydrotimétrique est maintenant effectuée de la manière suivante. On mesure dans un flacon 40 cm³ de solution normale de chlorure de calcium et on y laisse couler goutte à goutte la liqueur hydrotimétrique contenue dans une burette de Mohr, en ayant soin d'agiter de temps en temps le flacon ; lorsque, après avoir été agité, le liquide reste couvert d'une mousse persistante, on cesse l'addition de la liqueur savonneuse et on note le nombre de centimètres cubes employés pour obtenir ce résultat, puis on recommence l'opération, mais seulement avec 20 cm³ de solution de CaCl. On a, par exemple, obtenu les résultats suivants :

40 cm³ de chlorure de calcium ont exigé, 21,4 cm³ de liqueur savonneuse.
20   —   —   12   —

La différence 9,4 cm³ représente donc la quantité de liqueur savonneuse employée pour 20 cm³ de chlorure de calcium, soit 18,8 cm³ pour 40 cm³ Ces 18,8 cm³ correspondent par conséquent à 22 degrés hydrotimétriques, ou 1 cm³ $= \dfrac{22}{18,8}$ $=1,17$ degré hydrotimétrique. (Comme l'exactitude du calcul dépend de celle du titre de la solution de chlorure de calcium, il est bon de fixer exactement ce titre en dosant le calcium par précipitation à l'aide de l'oxalate d'ammonium.)

Maintenant, pour déterminer le titre hydrotimétrique de

l'eau à analyser, on mesure 10 ou 20 cm³ de cette eau et on ajoute 30 ou 20 cm³ d'eau distillée bien pure, de façon à avoir comme précédemment un volume de 40 cm³ ; on opère ensuite comme on vient de le dire pour la fixation du titre de la liqueur savonneuse[1] et l'on multiplie par 4 ou par 2, suivant le volume d'eau pris pour l'essai, les centimètres cubes de liqueur hydrotimétrique employés pour obtenir la mousse persistante.

On a pris pour l'essai, par exemple, 20 cm³ d'eau, dont le volume a été porté à 40 cm³ avec de l'eau distillée, et l'on a employé pour obtenir la mousse persistante 8,4 cm³ de solution de savon ; le titre hydrotimétrique de l'eau essayée est par conséquent égal à $8,4 \times 2 \times 1,17 = 19,6$ degrés, qui représentent la *dureté totale*.

Pour déterminer la *dureté persistante* de l'eau, c'est-à-dire son degré hydrotimétrique après ébullition, on en verse 100 cm³ dans un ballon et on les fait bouillir pendant une demi-heure. Quand le liquide est refroidi, on complète son volume à 100 cm³ avec de l'eau distillée, on agite bien, on filtre, et du liquide filtré on mesure 40 cm³, que l'on traite comme précédemment par la solution de savon. Le degré hydrotimétrique maintenant obtenu représente la dureté persistante. On a employé, par exemple, avec la même eau bouillie, 6,4 cm³ de solution de savon ; la dureté persistante de cette eau est donc égale à $6,4 \times 1,17 = 7,4$ degrés hydro

---

[1] [Lorsqu'il se forme des grumeaux à la surface du liquide à mesure que l'on ajoute la solution de savon, ce qui arrive avec les eaux très calcaires, on recommence l'essai en prenant une quantité d'eau plus petite.]

timétriques, et sa *dureté temporaire* est représentée par la différence entre sa dureté totale et sa dureté persistante, c'est-à-dire, dans l'exemple que nous avons choisi, par 19,6 — 7,4 = 12,2 degrés hydrotimétriques.

Les degrés hydrotimétriques correspondant à la dureté temporaire représentent non seulement le carbonate de calcium que l'ébullition a fait perdre à l'eau, mais encore l'acide carbonique que celle-ci tenait en dissolution et qui a été expulsé par l'ébullition.

Si l'on veut connaître la quantité de carbonate de calcium que l'eau tenait en dissolution, il faut retrancher de la dureté totale la dureté persistante diminuée de 3 degrés, qui représentent la quantité de carbonate de calcium resté en dissolution dans l'eau après l'ébullition[1] ; par conséquent, dans notre exemple, le carbonate de calcium qui existait dans l'eau à l'état naturel, en laissant de côté l'acide carbonique, serait égal à 19,6 — (7,4 — 3) = 15,2 degrés hydrotimétriques = 10,3 milligr. ×15,2 = 156,5 milligr. de carbonate de calcium.

Dans une étude sur la méthode hydrotimétrique publiée en 1892, *Albert Lévy*[2] attire l'attention sur différentes causes d'erreur et indique en même temps les moyens pour les éviter :

1° L'eau distillée n'ayant jamais un titre nul, il faut faire

[1] [Ce chiffre, qui correspond à 30,9 milligr. de carbonate de calcium, a été indiqué par BOUTRON et BOUDET ; mais il résulte d'expériences faites récemment par ALBERT LÉVY que la quantité de carbonate calcique qui reste en dissolution peut varier de 21,7 milligr. à 32,5 milligr. ; suivant FRESENIUS, l'eau bouillie peut même retenir en dissolution jusqu'à 113 milligr. de carbonate de calcium.]

[2] *Annuaire de l'observatoire de Montsouris.*

les corrections nécessaires.— 2° Les résultats varient suivant la plus ou moins grande rapidité avec laquelle on verse la liqueur hydrotimétrique : de plus de 2 degrés quand on opère sur 40 cm³ d'eau et de plus de 16 degrés quand on n'opère que sur 5 cm³. Pour éviter cet inconvénient, il faut verser la liqueur par 10 gouttes au début, par 5 quand la saturation est presque obtenue et enfin par 2 gouttes au moment où l'opération va être terminée. — 3° Pour faire disparaître la *fausse mousse* qui se produit quelquefois, on verse dans le liquide une ou deux gouttes d'ammoniaque étendue de son volume d'eau ; dans tous les cas, il convient d'attendre quelques minutes en imprimant au liquide un léger mouvement de rotation autour de l'axe du flacon. — 4° Il est absolument indispensable de vérifier fréquemment et avec le plus grand soin le titre des liqueurs et de les préparer soi-même.]

Essai alcalimétrique.

[*E. Bonjean* a introduit cet essai dans l'analyse de l'eau en vue de la vérification de l'exactitude de la composition probable, la quantité d'acide employée dans la détermination alcalimétrique devant être équivalente à celle des carbonates alcalino-terreux. Si cette quantité est beaucoup plus grande, il faut rechercher la présence des carbonates alcalins.

On a besoin pour l'essai alcalimétrique d'une solution d'acide sulfurique normale décime (contenant par litre 9,80 gr. SO^4H^2) et d'une solution aqueuse d'orange de méthyle (orangé Poirrier n° 3), qui au contact d'un acide libre passe du jaunâtre au rouge rosé.

On commence par déterminer sur 500 cm³ d'eau distillée, colorée en jaunâtre par addition de deux ou trois gouttes de solution d'orange de méthyle, le volume d'acide sulfurique normal décime qui est nécessaire pour faire passer la liqueur au rouge rosé, et on note cette quantité (en centimètres cubes).

On mesure alors 500 cm³ de l'eau à essayer, on y ajoute comme précédemment deux ou trois gouttes du réactif coloré, puis on y laisse tomber goutte à goutte l'acide sulfurique titré, jusqu'à ce que la coloration rouge rosé commence à se manifester. Si maintenant on retranche des centimètres cubes d'acide employés dans cette dernière expérience ceux qui ont été exigés par l'eau distillée et si on multiplie la différence par 0,98 (1 cm³ d'acide sulfurique normal décime $= 0,98$ milligr. SO^4H^2), on obtient en milligrammes le poids de l'acide sulfurique neutralisé par un demi-litre d'eau.]

Dosage des métaux alcalins.

La plupart des combinaisons des métaux alcalins sont facilement solubles, il n'en est qu'un petit nombre qui, comme le chlorure de platine et de potassium par exemple, fassent exception. Cependant, comme d'autres métaux forment également avec le chlorure de platine des corps difficilement solubles, il faut les éliminer avant de procéder au dosage des alcalis.

Analyse de l'eau. — On procède de la manière suivante :
Dans une grande capsule en platine, on évapore 500 à
1 000 cm³ d'eau à 150 cm³ environ et ensuite on ajoute à peu
près 20 cm³ d'une solution saturée d'hydroxyde de baryum.
Le précipité, dont on favorise la séparation en chauffant
pendant quelques instants, renferme les sels du calcium et
du magnésium, du fer, etc., l'acide phosphorique et l'acide
sulfurique. Tout le contenu de la capsule est versé dans un
ballon jaugé de 150 cm³, la capsule est lavée et l'eau de
lavage ajoutée dans le ballon ; après refroidissement, on
remplit jusqu'au trait de jauge avec de l'eau distillée. Le
précipité est ensuite séparé à l'aide d'un filtre sec et le
liquide filtré est recueilli dans un vase sec. De ce dernier
liquide, il faut maintenant éliminer l'hydrate de baryum en
excès ou l'hydrate de calcium qui peut encore être présent.
On prélève donc à l'aide d'une pipette 200 cm³, que l'on fait
couler dans une capsule en platine, et en chauffant on ajoute
du carbonate d'ammonium, jusqu'à ce qu'il ne se produise
plus de précipité. Lorsque, sous l'influence de l'ébullition, le
précipité a pris la forme de gros flocons, on le sépare à
l'aide d'un filtre sec, on recueille le liquide filtré dans un
ballon jaugé sec de 250 cm³, on lave la capsule avec de l'eau
distillée que l'on verse ensuite sur le filtre et après refroidissement on remplit jusqu'au trait de jauge. 200 cm³ du
liquide filtré ainsi étendu sont de nouveau versés dans une
capsule en platine et mélangés avec une ou deux gouttes de
solution d'oxalate d'ammonium, afin de précipiter les dernières traces de calcium et de baryum. Le résidu est dessé-

ché pendant une demi-heure à 110°, et ensuite calciné, la capsule étant couverte avec un grand verre de montre, afin de volatiliser les sels ammoniacaux, opération pendant laquelle il noircit un peu, par suite de la présence de particules de charbon. Il est maintenant repris par un peu d'eau distillée bouillante et jeté sur un petit filtre, afin de séparer les éléments insolubles (particules de charbon et les oxalates de calcium et de baryum qui peuvent être présents). On lave ensuite avec de l'eau distillée bouillante. On recueille le liquide filtré dans un creuset de platine pesé et on l'évapore jusqu'à ce qu'il n'en reste plus qu'une faible quantité. Pour transformer dans le liquide restant les carbonates alcalins en chlorures, on ajoute avec précaution une goutte d'acide chlorhydrique, en faisant bien attention à ce que, par suite de l'effervescence (due au dégagement d'acide carbonique), il ne se perde rien par projection. On évapore ensuite à siccité et l'on calcine légèrement, jusqu'à ce que les chlorures alcalins commencent à fondre. Après refroidissement dans l'exsiccateur, on détermine l'augmentation de poids du creuset de platine.

Le lavage des filtres aurait pour conséquence une trop grande accumulation de liquide à la fin de l'expérience. On n'a pour cette raison opéré qu'avec des filtres et des vases secs, et employé une partie aliquote de chaque liquide filtré ; d'autre part, les dilutions de ce dernier ont été faites jusqu'à un volume déterminé. La pesée ne fait pas, par conséquent, connaître la proportion totale des chlorures alcalins qui se trouvent dans l'eau ; pour obtenir cette proportion, il faut multiplier par 25/16 le poids de la quantité finalement déterminée.

Exemple. — On a, par exemple, soumis à l'analyse, d'après la marche qui vient d'être indiquée, 1 000 cm³ d'eau et l'on a trouvé finalement 20,5 milligr. de chlorures alcalins. Un litre d'eau contient par conséquent :

$$\frac{20,5 \times 25}{16} = 32 \text{ milligr. de chlorures alcalins.}$$

Dosage du potassium sous forme de chlorure.

On dissout dans l'eau distillée le résidu des deux chlorures alcalins, on verse la solution dans une petite capsule en porcelaine et l'on ajoute une solution de chlorure de platine (1 partie pour 10 d'eau distillée); les chlorures alcalins sont ainsi transformés en chlorure de potassium et de platine ($K^2 Pt Cl^6$) et chlorure de sodium et de platine ($Na^2 Pt Cl^6 + 6H^2O$). Ce dernier, s'il a conservé son eau de cristallisation, est soluble dans un mélange de 1 partie d'alcool à environ 0,83 de densité et de 5 parties d'éther. Avant de dissoudre le chlorure de sodium et de platine, on réduit à un petit volume, en évitant l'évaporation complète, afin que le sel sodique ne puisse pas abandonner d'eau de cristallisation. La dissolution effectuée, on porte sur un filtre desséché et pesé le chlorure de potassium et de platine (resté indissous) et on le lave jusqu'à ce que le liquide employé pour cela (mélange d'éther et d'alcool) s'écoule clair. Le filtre avec son contenu est desséché et ensuite pesé dans un petit tube de verre fermé. Le poids trouvé, diminué du poids de ce tube et du filtre, fait connaître la quantité du chlorure de platine et de potassium, et cette quantité multipliée par 0,305 donne le poids du chlorure de potassium. Il est évident qu'ici également il faut, pour la raison mentionnée précédemment, multiplier par 25/16.

Exemple. — Le résidu de 20,5 milligr. des chlorures alcalins a été dissous et ensuite traité comme il vient d'être dit. La pesée du contenu du filtre a donné 9,72 milligr. de chlorure de potassium et de platine. Cette quantité correspond à $9,72 \times 0,305 = 2,96$ milligr. de chlorure de potassium. 1 litre d'eau contient donc :

$$\frac{2,96 \times 25}{16} = 4,6 \text{ milligr. de chlorure de potassium.}$$

Dosage du sodium sous forme de chlorure.

Si de la quantité totale des chlorures alcalins on retranche celle du chlorure de potassium, la différence correspond à la teneur en chlorure de sodium.

Exemple. — Il y avait dans 1 litre de l'eau analysée 32 milligr. de chlorures alcalins, dont 4,6 milligr. de chlorure de potassium ; l'eau contenait, par conséquent :

$32 - 4,6 = 27,4$ milligr. de chlorure de sodium par litre.

Ammoniaque.

Recherche qualitative.

Nous avons dans le *réactif de Nessler* un agent très sensible pour la recherche de l'ammoniaque. Ce réactif consiste en une combinaison d'iodure de potassium (HgI^2, $2KI$) dissoute dans une lessive de potasse. Il donne avec l'ammoniaque, si celle-ci n'est qu'en faible proportion, une coloration jaune ou jaune rougeâtre, mais en présence de quantités tant soit peu grandes il se forme un précipité rouge brunâtre d'oxyiodure de mercurammonium. Le processus chimique est représenté par l'équation suivante :

$$AzH^3 + 2HgI^2.2KI + 2KOH = Az \underset{\diagdown I}{\overset{\diagup H}{=}} Hg > O + 5KI + 2H^2O.$$

Les colorations indiquées plus haut sont aussi produites par un précipité extrêmement divisé. Comme le réactif alcalin donne lieu à la précipitation des terres alcalines contenues dans l'eau, il ne faut pas, avant de l'ajouter, oublier d'éliminer ces corps.

Pour l'examen de l'eau à essayer, on en verse environ 200 cm³ dans une éprouvette munie d'un bouchon fermant bien, on ajoute 1 cm³ de lessive de soude (1 : 4) et 2 cm³ de carbonate de sodium (1 : 3) et on laisse se déposer pendant douze heures le précipité des alcalis terreux ainsi produit, A l'aide d'une pipette, on prélève ensuite une quantité quelconque du liquide clair surnageant ; on verse cette quantité dans un petit tube à essais et, après addition de 1 cm³ de réactif de *Nessler*, on observe la coloration ou le précipité, en regardant de haut en bas la colonne liquide, le tube étant maintenu au-dessus d'une surface blanche. Il n'est pas convenable de séparer par filtration les terres alcalines précipitées, parce que le papier à filtrer (surtout lorsqu'on l'a depuis longtemps) contient presque toujours de l'ammoniaque.

Le mode de préparation du réactif de *Nessler* est décrit plus loin dans tous ses détails. Il est évident que l'on doit s'assurer si les autres réactifs, surtout la solution de soude, sont bien exempts d'ammoniaque. S'il n'en était pas ainsi, il faudrait faire subir aux liqueurs une longue ébullition et ensuite rétablir le volume primitif.

Dosage de l'ammoniaque.

a. *Méthode de Frankland et Armstrong.*

La méthode qui vient d'être décrite peut aussi être appliquée au dosage de l'ammoniaque par comparaison colorimétrique. Il faut pour cela avoir une solution d'ammoniaque dont la teneur soit connue. On se sert dans ce but du chlorure d'ammonium (AzH^4Cl). Comme :

$$AzH^4Cl : AzH^3 = x : 1$$

ou

$$\begin{array}{l} Az\ 14 \\ 4H\ \ \ 4 \qquad\qquad Az\ 14 \\ Cl\ 35,4 \qquad\ \ \ 3H\ \ \ 3 \\ \overline{\quad\ 53,4} \qquad :\quad \overline{\quad 17} = x : 1 \end{array}$$

et que, par suite, $x = 3,141$, une dissolution de cette quantité de chlorure d'ammonium dans un litre d'eau contiendra 1 gr. d'ammoniaque ou 1 cm³ 1 milligr. Az H³. Pour l'usage, on étend 50 cm³ de la solution à 1 litre ; 1 cm³ correspond alors à 0,05 milligr. Az H³.

Indépendamment de cette solution, on a aussi besoin du *réactif de Nessler*, que l'on prépare de la manière suivante : on dissout dans 50 cm³ d'eau distillée bouillante 50 gr. d'iodure de potassium et ensuite on ajoute une solution concentrée bouillante de bichlorure de mercure, jusqu'à ce que le précipité qui se forme ne se redissolve plus. On filtre, on mélange le liquide filtré avec une solution de 150 gr. d'hydrate de potasse dans 300 cm³ d'eau distillée, on ajoute encore quelques centimètres cubes de la solution de bichlorure de mercure et après refroidissement on complète le volume à 1 litre. Le réactif ainsi obtenu doit être conservé dans des flacons bien bouchés. Le dépôt qui s'y forme ne doit pas empêcher de s'en servir ; il faut seulement, lorsqu'on veut faire usage du réactif, éviter le mélange avec le liquide surnageant en prélevant ce dernier avec précaution à l'aide d'une pipette.

Analyse de l'eau. — Afin d'éliminer les terres alcalines, on traite 300 cm³ de l'eau à analyser de la même manière que pour l'essai qualitatif. On en prélève ensuite 100 cm³, que l'on verse dans une éprouvette de *Hehner* (voy. fig. 11), puis on ajoute 1 cm³ du réactif de *Nessler* et l'on mélange bien à l'aide d'une baguette de verre. Dans une seconde éprouvette semblable, on verse 2 cm³ de la solution étendue de chlorure d'ammonium dont il a été question précédemment, puis on remplit jusqu'au trait de 100 cm³ avec de l'eau distillée exempte d'ammoniaque (de l'eau tout récemment distillée ou dépouillée d'ammoniaque par une longue ébullition), on ajoute ensuite 1 cm³ du réactif de *Nessler* et l'on mélange de la même manière. On compare les colorations produites dans les deux éprouvettes, en observant les colonnes liquides au-dessus d'une surface blanche. Maintenant, on établit l'égalité de coloration dans les deux liquides en procédant comme il a été déjà dit précédemment (p. 82).

Exemple. — La même nuance a été observée après que l'on eut écoulé 20 cm³ de la deuxième éprouvette; 100 cm³ correspondent à 0,1 milligr. d'ammoniaque, et par suite 81 cm³ à 0,08 milligr. AzH^3. La même coloration a été produite dans l'eau analysée par le poids correspondant d'ammoniaque; les 100 cm³ de l'eau contenaient donc 0,08 milligr. ou 1 litre, 0,8 milligr. AzH^3.

Lorsque la réaction de l'ammoniaque est assez intense pour nuire à la transparence de la colonne liquide ou lorsqu'il se forme un précipité nettement appréciable, il faut diluer l'eau convenablement avec de l'eau distillée exempte d'ammoniaque, et tenir compte de la dilution dans le calcul.

A défaut d'éprouvettes de *Hehner*, on peut préparer plusieurs éprouvettes de même grandeur avec des teneurs différentes en ammoniaque et s'en servir pour la comparaison

comme pour le dosage de l'acide azoteux (voy. p. 81), ou
bien employer deux éprouvettes en opérant comme il a été
dit à propos de cet acide.

b. *Méthode par distillation*:

[Dans un ballon de verre de 2 litres de capacité au moins,
on introduit 1 500 cm³ exactement mesurés de l'eau à analyser, puis on y ajoute 10 gr. de magnésie calcinée. A l'aide
d'un tube recourbé, traversant un réfrigérant, on fait communiquer le ballon avec un récipient contenant **20** cm³
d'acide sulfurique normal décime (ou centime), additionnés
de quelques gouttes de teinture de tournesol. L'appareil
étant ainsi disposé, on porte le contenu du ballon doucement à l'ébullition, que l'on maintient très faible pendant
deux ou trois heures, en ayant soin de distiller très lentement; vers la fin de l'opération, on chauffe vivement, afin de
balayer le tube abducteur. Le liquide condensé s'écoule
dans le récipient, où l'ammoniaque contenue dans ce liquide
est saturée par l'acide sulfurique.

La distillation étant terminée, on dose, à l'aide d'une solution titrée de soude exactement équivalente à l'acide sulfurique (ou dont on a déterminé la valeur par rapport à ce
dernier au moment de l'expérience), la quantité d'acide non
saturée par l'ammoniaque et en retranchant de **20** cm³ les
centimètres cubes de solution de soude employés pour cela,
on connaît le nombre des centimètres cubes d'acide sulfurique qui ont été saturés par l'ammoniaque; avec ce nombre,
il est facile de calculer la quantité de cette dernière, sachant

que 1 cm³ d'acide normal décime correspond à 0,0017 gr. d'ammoniaque.

On a employé, par exemple, pour recueillir l'ammoniaque un acide normal décime dont 20 cm³ étaient exactement saturés par 20 cm³ de solution de soude titrée, et 20 cm³ de ce même acide dans lequel l'ammoniaque de l'eau a été recueillie n'ont plus exigé pour leur saturation que 6,5 cm³ de soude. Par conséquent 20 — 6,5. = 13,5 cm³ ont été saturés par l'ammoniaque, et comme 1 cm³ SO³ correspond à 0,0017 gr. AzH³, il en résulte que les 1 500 cm³ d'eau soumis à la distillation contenaient 0,0017 × 13,5 = 0,022295 d'ammoniaque, soit par litre 0,0153 gr.]

c. *Méthode de Wanklyn et Chapman.*

[Cette méthode a pour but de déterminer d'une part l'ammoniaque libre et les sels ammoniacaux, le tout sous le nom d'*ammoniaque libre*, et d'autre part, sous le nom d'*ammoniaque albuminoïde*, la quantité d'ammoniaque résultant de l'action d'une solution alcaline de permanganate de potassium sur certaines substances organiques azotées.

L'opération est conduite de la manière suivante : Dans une cornue munie d'un réfrigérant, on soumet à la distillation 500 cm³ d'eau préalablement additionnée d'une quantité de bicarbonate de sodium suffisante pour la rendre alcaline. On recueille d'abord 50 cm³ de liquide, dans lesquels on dose l'ammoniaque à l'aide d'un réactif de *Nessler*, en procédant comme il est dit plus haut. On recueille encore 150 cm³ de distillatum que l'on rejette. L'ammoniaque contenue dans les

50 premiers centimètres cubes représente les trois quarts de
l'*ammoniaque libre* contenue dans l'eau analysée.

Aux 300 cm³ qui restent dans la cornue, on ajoute maintenant 50 cm³ d'une solution contenant par litre 8 grammes
de permanganate de potassium et 200 grammes au moins
de potasse caustique; on distille comme précédemment et
on recueille successivement 3 volumes de 50 cm³ de liquide,
dans lesquels on dose l'ammoniaque, également par le
réactif de *Nessler;* cette ammoniaque représente la totalité
de l'*ammoniaque albuminoïde.* — Ces deux dosages, celui
de l'ammoniaque libre et celui de l'ammoniaque albuminoïde,
peuvent également être effectués d'après la méthode par distillation.

D'après les résultats fournis par le dosage de l'ammoniaque albuminoïde, on classe les eaux en trois catégories :

1° Eaux très pures, donnant moins de 0,05 milligr. d'ammoniaque albuminoïde ; 2° eaux potables, fournissant de
0,05 milligr. à 0,10 milligr. d'ammoniaque albuminoïde ;
3° eaux impures, donnant plus de 0,10 milligr. d'ammoniaque albuminoïde.]

Dosage de l'acide silicique (silicates).

Dans une capsule en platine, on évapore à siccité complète 500 à 1 000 cm³ d'eau préalablement acidifiée avec de
l'acide chlorhydrique pur. On reprend le résidu par de l'acide
chlorhydrique concentré, exempt de fer ; au bout de quinze
minutes, on ajoute environ 80 cm³ d'eau distillée et l'on éva-

pore de nouveau complètement, puis on recommence la même opération. L'hydrate d'acide silicique insoluble qui s'est précipité est séparé à l'aide d'un filtre dont la teneur en cendre est connue et le liquide filtré est mis de côté en vue de la détermination de l'alumine avec le peroxyde de fer. Le contenu du filtre est lavé à l'eau distillée bouillante, jusqu'à ce qu'une goutte de l'eau de lavage ne soit plus troublée par l'azotate d'argent, et il est ensuite desséché à 110°, puis introduit dans un creuset de platine taré, où l'on ajoute également la cendre du filtre brûlé dans une spirale de platine. On chauffe ensuite au rouge, d'abord avec précaution avec une petite flamme, puis avec une flamme plus forte, et finalement à l'aide du chalumeau à gaz; on laisse le creuset refroidir dans l'exsiccateur et on détermine le poids de l'hydrate d'acide silicique transformé par le chauffage au rouge en anhydride silicique. Comme ce dernier est très hygroscopique, il faut effectuer la pesée aussi rapidement que possible.

Exemple. — 500 cm³ d'eau ont été évaporés avec de l'acide chlorhydrique et traités comme il vient d'être dit. Après déduction de la cendre du filtre, le poids de l'anhydride silicique s'élevait à 7,2 milligr. Il y avait par conséquent dans 1 litre d'eau 14,4 milligr. d'acide silicique (SiO^2).

Dosage de l'alumine (aluminium).

Le liquide filtré que l'on a mis de côté lors du dosage de l'acide silicique est chauffé à l'ébullition dans un gobelet de

verre et ensuite additionné d'ammoniaque jusqu'à réaction
nettement alcaline. En chauffant de nouveau jusqu'à l'ébullition, on précipite l'alumine et le fer à l'état d'hydrates ou de
sesquioxydes. Les combinaisons ferreuses ont été transformées par le traitement précédent en sels ferriques ; on peut
le plus souvent se dispenser d'ajouter du chlorate de potassium.

Le précipité est porté sur un filtre dont le poids de la
cendre est connu, et lavé à l'eau distillée bouillante jusqu'à
ce qu'une goutte du liquide filtré, évaporée sur une lame de
platine, ne laisse plus de résidu fixe. On traite ensuite le
précipité et le filtre de la même manière que précédemment,
on calcine sur un bec de Bunsen et on pèse après refroidissement dans l'exsiccateur. Le poids obtenu après déduction
de la cendre du filtre indique la quantité du sesquioxyde de
fer (Fe^2O^3), plus celle de l'alumine (Al^2O^3). En retranchant le
premier, dont on a calculé la quantité avec le résultat du
dosage du fer, on obtient la teneur de l'eau en alumine.

Exemple. — Le liquide filtré provenant de 500 cm³ d'eau
a donné un poids de 4,3 milligr. en sesquioxyde de fer + alumine ; il y avait, par conséquent, dans un litre une quantité
double, 8,6 milligr., de ces corps.

La même eau contenait par litre 0,83 milligr. de fer, par
conséquent 0,83 × 1,43 = 1,19 milligr. de sesquioxyde
de fer. 1 litre de cette eau renfermait donc 8,60 — 1,19 =
7,41 milligr. d'alumine (Al^2O^3).

Le liquide résultant de la filtration du sesquioxyde de fer

et de l'alumine contient encore la chaux et la magnésie. On peut donc l'employer pour le dosage pondéral de ces deux éléments, en le traitant d'après les méthodes décrites pages 98 et 100.

Fer.

Recherche qualitative.

Le fer se rencontre dans l'eau presque toujours à l'état de protoxyde. Il est ordinairement combiné à l'acide sulfurique ou à l'acide carbonique, et il se trouve sous forme de sulfate ou de carbonate de protoxyde de fer. Le dernier acide forme ici, comme avec les terres alcalines, une combinaison peu stable. Par un long séjour de l'eau au contact de l'air ou par le chauffage de celle-ci, ainsi que sous l'influence d'agents oxydants, le carbonate de protoxyde de fer est transformé en hydrate de sesquioxyde, et les combinaisons sulfuriques sont converties en ferrisulfates basiques.

Le précipité obtenu lors de la détermination de la dureté persistante (voy. p. 104) peut donc servir pour la recherche du fer ; à cet effet, on recueille ce précipité sur un filtre exempt de fer, puis avec de l'acide chlorhydrique on dissout les particules qui ont pu rester adhérentes à la surface interne du ballon, et en versant un peu du même acide sur le filtre, on dissout le précipité tout entier. Le fer se trouve dans le liquide filtré à l'état de sesquioxyde, dont la présence est décelée par une addition de quelques gouttes d'une solution de ferrocyanure de potassium (1 : 200), qui produit une coloration bleue ou un précipité de même couleur (bleu de

Prusse), suivant la quantité du fer présent ; on peut aussi reconnaître la présence de ce métal au moyen du sulfocyanure de potassium, qui donne lieu à une coloration rouge (sulfocyanure de fer).

La recherche du fer comme il vient d'être dit ne réussit directement que dans les eaux qui contiennent ce métal sous la forme de protoxyde. Dans ces cas, on évapore à un tiers de leur volume 200 cm³ d'eau préalablement additionnée d'acide chlorhydrique et de quelques cristaux de chlorate de potassium, afin de transformer en sels ferriques les sels ferreux qui peuvent être présents. On procède ensuite à la recherche du fer de la même manière que précédemment.

Il faut toujours bien faire attention à ce que l'acide chlorhydrique soit exempt de fer ; additionné, sans autre mélange, des réactifs mentionnés plus haut, il ne doit pas donner de coloration bleue ou rouge.

Il faut toujours préparer au moment de s'en servir les solutions de ferrocyanure et de sulfocyanure de potassium ; le premier réactif, notamment, donne, lorsqu'il est préparé depuis longtemps, une coloration bleue, même sans la présence de fer.

Dosage du fer.

On peut utiliser pour le dosage du fer l'intensité de la coloration du bleu de Prusse, en produisant dans de l'eau distillée et dans les mêmes conditions, avec une solution de sel ferrique de richesse connue, la même coloration que dans l'eau à analyser, et de la quantité de sel de fer employée, déduisant par le calcul la teneur de l'eau en fer. On peut employer de la même manière le sulfocyanure de potassium ; cependant les différences dans le rouge sont, pour l'œil, moins faciles à bien reconnaître. Pour éviter un calcul compliqué, on donne à la solution du sel ferrique une concentration telle que 1 cm³ corresponde à 1 milligr. de fer. Dans ce but, on dissout à froid dans 1 litre d'eau distillée, 0,898 gr. d'alun de fer pur violet clair (sulfate de peroxyde de fer et de potassium, $Fe^2(SO^4)^3$. $K^2SO^4 + 24H^2O$), après en avoir éliminé aussi bien que possible l'eau hygroscopique en le comprimant entre des feuilles de papier à filtrer. On ajoute en outre quelques gouttes d'acide sulfurique étendu, afin que la solution reste claire.

Analyse de l'eau. — Dans une capsule en porcelaine, on évapore, à environ 50 cm³, 200 à 500 cm³ de l'eau, préalablement additionnée de 1 cm³ d'acide chlorhydrique concentré à 1,10 densité, exempt de fer, et de quelques cristaux de chlorate de potassium. Lorsqu'on ne remarque plus d'odeur de chlore, on verse le liquide dans un ballon jaugé, et après refroidissement on remplit jusqu'à 100 cm³ avec de l'eau distillée. On verse ensuite l'eau ainsi préparée dans une éprouvette ordinaire de 20 centimètres de hauteur ou dans une éprouvette de *Hehner*, on ajoute 1 cm³ de la solution de ferrocyanure de potassium mentionnée à propos de l'analyse qualitative, et l'on agite bien avec une baguette de verre. De la même manière que pour le dosage de l'acide azoteux (voy. p. 81), on prépare plusieurs éprouvettes de contrôle, dans lesquelles on a mélangé 0,5 cm³ d'acide chlorhydrique concentré, exempt de fer, avec 1, 2 et 4 cm³ de solution de sulfate de peroxyde de fer et de potassium, en portant ensuite le volume à 100 cm³ avec de l'eau distillée. Ici également, on produit la réaction en ajoutant 1 cm³ de solution de ferrocyanure de potassium. Les éprouvettes de contrôle sont ensuite comparées avec la première et suivant les circonstances, les conditions de l'expérience sont modifiées jusqu'à ce qu'on ait obtenu égalité de coloration. La quantité de fer de l'éprouvette correspondante est équivalente à celle de la quantité d'eau employée.

Si l'on ne se sert que d'une éprouvette pour la comparaison, ici également la réaction doit, de prime abord, être plus intense que dans l'éprouvette d'essai proprement dite, c'est-à-dire que dans ce liquide il doit y avoir plus de fer dissous que dans la quantité d'eau à essayer. En décantant du liquide et en ajoutant de l'eau distillée, ou en faisant écouler du liquide (éprouvette d'*Hehner*), on produit l'égalité de coloration, et d'après le volume de liquide de contrôle resté, on calcule la teneur en fer de l'eau.

Exemples. — On a pris pour l'expérience 400 cm³ d'eau.

a. Procédé avec volumes égaux. On a reconnu l'égalité de coloration dans une éprouvette de contrôle qui contenait 1,5 milligr. de fer. Dans 400 cm³ d'eau il y avait par conséquent 1,5 milligr. de fer, soit dans 1 litre 3,75 milligr.

b. Procédé avec volumes inégaux. L'éprouvette de *Hehner*, ou une autre éprouvette de contrôle sans robinet d'écoulement, a été chargée avec 100 cm³ d'une solution de sel ferrique correspondant à 1,8 milligr. de fer ; en faisant écouler ou en décantant et ajoutant ensuite de l'eau distillée, on obtint l'égalité de coloration avec une colonne liquide du volume de 30 cm³. Le liquide total, 100 cm³, contenait 1,8 milligr. de fer, par conséquent 30 cm³ en contiennent 0,54 milligr. Dans 400 cm³ d'eau il y avait 0,54 milligr. de fer, soit 1,35 milligr. dans un litre.

La méthode qui vient d'être décrite ne donne plus de résultats satisfaisants avec moins de 1 milligr. de fer ; d'un autre côté, avec 5 milligr. pour la même quantité d'eau, la coloration devient trop intense. Il faut donc concentrer une grande quantité d'eau ou dans l'autre cas, opérer sur des dilutions, et dans le calcul tenir compte de ces modifications.

En multipliant le poids trouvé pour la teneur en fer par 1,29, on obtient la quantité correspondante de protoxyde de fer (FeO), et l'on a le fer sous forme de sesquioxyde (Fe^2O^3) si l'on multiplie ce même poids par 1,43.

[Le fer peut aussi être dosé à l'aide du colorimètre de *Kœnig*, dont nous avons parlé précédemment (p. 84, note). Dans cette méthode, on emploie comme réactif du fer le sulfocyanure d'ammonium. L'opération est conduite de la manière suivante : On traite 200 à 500 cm³ de l'eau à essayer par quelques cristaux de bichromate de potassium et 1 cm³ d'acide chlorhydrique concentré (à 1,10 de densité) et exempt de fer dans une capsule de porcelaine également exempte de fer ; on fait bouillir jusqu'à ce que la totalité de l'oxyde ferreux soit transformée en oxyde ferrique, on couvre la capsule et on laisse refroidir. Après avoir rétabli le volume primitif avec de l'eau distillée, on prend 100 cm³ du liquide, que l'on traite par 2 ou 3 cm³ d'une solution de sulfocyanure d'ammonium (1 : 10) et 1 cm³ d'acide chlorhydrique concentré et exempt de fer, et, après avoir versé ce mélange dans l'éprouvette du colorimètre, on compare la coloration obtenue avec les nuances de l'appareil. Les nombres inscrits sur le colorimètre indiquent les milligrammes de fer pour 100 cm³ d'eau.]

Plomb, cuivre, zinc et arsenic.

Recherche qualitative.

Pour rechercher ces trois métaux, on mélange 1 litre de l'eau avec de l'acide chlorhydrique jusqu'à réaction nettement acide, et par évaporation dans une capsule en porcelaine on réduit à 200 cm³. En faisant passer dans le liquide un courant d'hydrogène sulfuré, il se forme un précipité qui renferme le plomb et le cuivre sous forme de sulfures. On sépare le précipité par filtration, et du filtre on le fait tomber avec un peu d'eau distillée dans une capsule en porcelaine. Là, on le mélange avec une petite quantité d'acide azotique concentré pur, dans lequel il se dissout avec séparation de soufre. Après avoir isolé ce dernier par filtration, on évapore le liquide, afin d'expulser l'acide azotique en excès et l'on reprend le résidu par un peu d'eau distillée. Cette solution sert pour la recherche du plomb et du cuivre.

1. *Recherche du plomb.* — De la solution aqueuse dont il

vient d'être question, le plomb est séparé par une addition d'acide sulfurique et d'un peu d'alcool sous la forme d'un précipité blanc, que l'on peut, comme contrôle, transformer à l'aide de sulfure d'ammonium en sulfure de plomb noir, insoluble.

2. *Recherche du cuivre.* — Au liquide séparé par filtration du sulfate de plomb, on ajoute un excès d'ammoniaque ou une solution de prussiate jaune de potasse (ferrocyanure de potassium). En présence de cuivre, il se produit dans le premier cas une coloration bleue (ammoniure de cuivre), dans le second un précipité rouge brunâtre (ferrocyanure de cuivre).

3. *Recherche du zinc.* — Si, après le passage du courant d'hydrogène sulfuré dans l'eau concentrée par évaporation et acidifiée par l'acide chlorhydrique, il s'est produit un précipité, le liquide filtré, ou s'il n'y a pas eu de précipité, le liquide acide sursaturé par l'hydrogène sulfuré contient peut-être du zinc. Pour rechercher ce métal, on ajoute de l'acétate de sodium en léger excès, de façon à combiner l'acide chlorhydrique et mettre de l'acide acétique en liberté; en faisant maintenant passer de nouveau dans le liquide un courant d'hydrogène sulfuré, le zinc qui peut être présent se sépare à l'état de sulfure, en formant un précipité blanc. Comme contrôle, on peut dissoudre le précipité dans de l'acide chlorhydrique concentré et en ajoutant une lessive de soude le reprécipiter sous forme d'hydrate de zinc, qui avec un excès du réactif entre de nouveau en dissolution et peut être encore

reprécipité par le sulfure d'ammonium à l'état de sulfure de zinc blanc.

4. *Recherche de l'arsenic.* — La méthode repose sur la réduction en hydrogène arsénié des combinaisons oxygénées de l'arsenic par l'action de l'hydrogène naissant. L'hydrogène arsénié est décomposé au rouge ou par combustion.

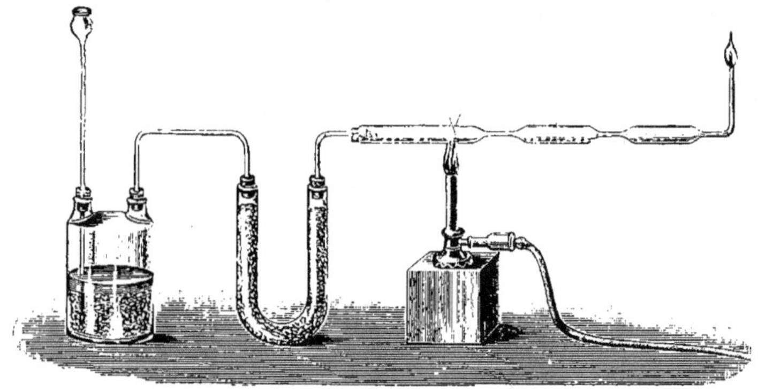

Fig. 14. — Appareil de Marsh.

Dans le premier cas, il se forme de l'arsenic et de l'hydrogène, dans le second de l'anhydride arsénieux.

Pour appliquer la méthode, on se sert de l'appareil de *Marsh* (fig. 14). Cet appareil se compose d'un flacon de Woulf à deux tubulures, que l'on charge avec des petits morceaux de zinc métallique pur. L'une des tubulures est munie d'un tube à entonnoir descendant tout près du fond du flacon, tandis que dans l'autre est adapté un tube abducteur. A ce dernier se rattache un tube en U, rempli de fragments

de chlorure de calcium, afin de dessécher le gaz qui se dégagera du flacon. Au tube est ensuite adapté un tube en verre
difficilement fusible, exempt de plomb et étiré en plusieurs
points ; c'est dans ce dernier qu'a lieu la recherche de
l'arsenic.

On verse d'abord dans le flacon de Woulf, par le tube à
entonnoir, de l'acide sulfurique étendu et l'on provoque ainsi
le dégagement d'hydrogène, qui est plus rapide si l'on
ajoute encore une goutte de solution de chlorure de platine.
Afin d'éviter la formation de gaz détonant, qui peut donner
lieu à des explosions dangereuses, il faut avant de continuer
l'expérience, attendre que tout l'air ait été expulsé de l'appareil par le gaz hydrogène. On allume ensuite l'hydrogène qui
se dégage à l'extrémité de l'appareil. Pour s'assurer de la
pureté des matières employées pour produire le gaz (zinc et
acide sulfurique) et par suite de celle du gaz lui-même, on
porte doucement au rouge, à l'aide d'un bec de Bunsen ou
d'une lampe à alcool, le premier renflement du tube étiré
qui se trouve du côté du tube en U. Si le gaz est pur, il ne
doit pas se produire de dépôt noir au bout d'une demi-heure.

Ces précautions ayant été prises, l'appareil est propre pour
la recherche de l'arsenic dans l'eau. A cet effet, on verse
dans le flacon de Woulf, par le tube à entonnoir, d'abord
5 cm³ de l'eau à essayer et on continue ainsi jusqu'à ce qu'on
en ait ajouté 30 cm³. Un dépôt noir miroitant sur la partie
chauffée du tube de verre indique la présence d'arsenic. En
outre, la flamme de l'hydrogène, notamment lorsqu'on enlève
le bec de Bunsen, offre une coloration blanc bleuâtre. Si

l'on y maintient le couvercle d'un creuset en porcelaine, il s'y dépose un enduit noir d'arsenic métallique, se dissolvant facilement dans une solution d'hyposulfite de sodium.

Dosage du plomb, du cuivre et du zinc.

Lorsque ces métaux se rencontrent dans l'eau, ils proviennent le plus souvent des tuyaux de conduite. C'est pour cela qu'on les trouve rarement tous les trois en même temps ; d'un autre côté, il faut s'attendre à ce que leur quantité ne sera jamais bien grande. Pour ces raisons, on déterminera toujours par l'essai qualitatif quel est le métal qui peut être dosé avec succès, afin de s'épargner un travail inutile. L'eau dans laquelle on veut effectuer ce dosage, doit toujours être évaporée après avoir été acidifiée, de façon à éviter la formation d'un précipité de carbonate de calcium, dans lequel passent ces métaux.

1. Dosage du plomb.

a. *Méthode pondérale.*

Suivant que le précipité obtenu lors de l'essai qualitatif pour plomb est plus ou moins abondant, on acidifie 1 à 5 litres d'eau avec de l'acide chlorhydrique et l'on évapore à 100-150 cm³. En présence de faibles quantités de plomb, on n'a pas à craindre que le chlorure difficilement soluble qui se forme ne reste pas en dissolution. Si finalement le mélange a une réaction acide intense, on neutralise l'acide chlorhydrique avec une solution de carbonate de sodium et on ajoute ensuite une solution d'acétate de sodium en excès, afin de combiner comme précédemment l'acide minéral et de mettre de l'acide acétique en liberté. On chauffe le liquide doucement et on y fait passer pendant une demi-heure un courant de gaz sulfhydrique bien lavé, après quoi le métal se sépare sous la forme d'un précipité noir de sulfure de plomb. Le précipité est porté sur un filtre et lavé avec soin avec de l'eau distillée, à laquelle on a ajouté un peu de solution d'hydrogène sulfuré. Après dessiccation, il est déversé dans un creuset de Rose pesé, avec toutes les précautions nécessaires pour éviter des pertes de matières, le filtre est brûlé dans une spirale de platine et la cendre est ajoutée dans le creuset.

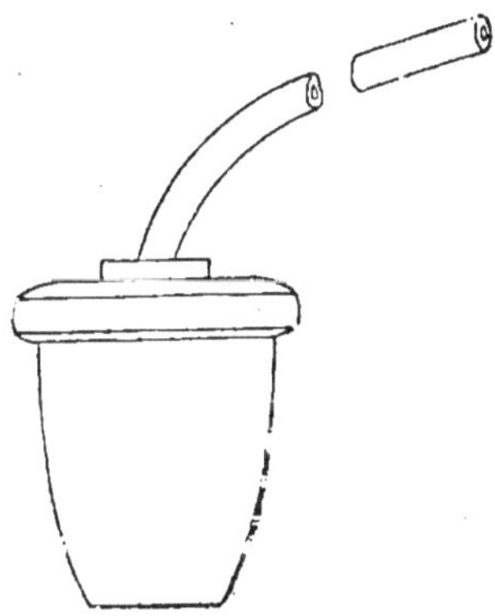

Fig. 15. — Creuset de Rose.

Le creuset de Rose (fig. 15) est un creuset en porcelaine dont le couvercle est muni d'une ouverture destinée à recevoir un tube en porcelaine pour amener un courant d'hydrogène.

Au précipité de sulfure de plomb desséché contenu dans ce creuset, on ajoute un peu de soufre en poudre, de la pureté duquel on s'est assuré en le chauffant sur une lame de platine, où il doit se volatiliser sans laisser de résidu. Ensuite, par le tube en porcelaine dont il vient d'être question, on fait passer un courant d'hydrogène, préalablement desséché dans un flacon chargé d'acide sulfurique, et l'on chauffe le creuset jusqu'au rouge. Le précipité calciné, qui maintenant correspond à la formule PbS, est pesé après refroidissement du creuset dans l'exsiccateur. Le nombre des milligrammes trouvés, multiplié par 0,866 donne les milligrammes de plomb qui étaient contenus dans la quantité d'eau analysée.

[Afin d'éviter, lors du dosage de très petites quantités de plomb, l'évaporation de grandes quantités d'eau, *U. Antony* et *T. Benelli*[1] dissolvent dans une quantité suffisante de l'eau à essayer (4 litres au plus) du bichlorure de mercure pur (environ 0,5 gr. par litre) et ensuite ils font passer à travers le liquide froid un courant d'hydrogène sulfuré. Le plomb, même s'il n'est qu'en quantités extrêmement faibles, impossibles à découvrir directement par l'hydrogène sulfuré, est entraîné avec le sulfure de mercure et précipité avec lui. Si le liquide surnageant le précipité offre encore, même après dépôt complet, une coloration brune, due à une petite quantité de sulfure de mercure colloïdal resté en dissolution, on le mélange avec du chlorure d'ammonium (environ 5 gr. par litre) et on agite fortement; le sulfure est ainsi complètement précipité et, après quelques heures de repos, le liquide surnageant est devenu tout à fait incolore. Le précipité recueilli sur un filtre et lavé est desséché et ensuite calciné, afin d'expulser le sulfure de mercure. Le résidu, s'il y en a un, contient le plomb, qu'avec de l'acide sulfurique on trans-

[1] *Gazetta chimica italiana*, 1896, t. I, p. 218.

forme en sulfate, dont on détermine le poids ; ce dernier multiplié par 0,683 donne la quantité correspondante de plomb.]

b. *Méthode colorimétrique.*

Dans cette méthode, on se sert pour la comparaison des teintes obtenues avec une solution de 0,16 gr. d'azotate de plomb dans 1 litre d'eau ; 1 cm³ de ce liquide renferme 0,1 milligr. de plomb.

Analyse de l'eau. — Le précipité de sulfure de plomb obtenu comme il a été dit à propos de la méthode pondérale est porté du filtre dans une petite capsule en porcelaine à l'aide de la fiole à jet et il est ensuite dissous par chauffage avec un peu d'acide azotique concentré. La solution ainsi obtenue est évaporée, afin de volatiliser l'acide azotique en excès. Le résidu est dissous dans l'eau distillée, la solution est versée dans une éprouvette, puis la capsule est lavée à l'eau distillée et l'eau de lavage également versée dans l'éprouvette, que l'on remplit jusqu'à 100 cm³, après addition de volumes déterminés de lessive de soude et de solution d'hydrogène sulfuré. En mélangeant des quantités déterminées de solution d'azotate de plomb avec la même quantité de lessive de soude et de solution d'hydrogène sulfuré et complétant également à 100 cm³ avec de l'eau distillée, on prépare une ou plusieurs éprouvettes de contrôle et pour le reste on procède comme il a été dit à propos du dosage de l'acide azoteux (voy. p. 81).

L'addition de lessive de soude doit être recommandée,

parce que la réaction de l'hydrogène sulfuré sur le plomb est ainsi rendue plus sensible. Si dans l'éprouvette qui renferme le plomb provenant de l'eau la coloration brune était trop intense, il faudrait ici également effectuer une dilution dans des proportions convenables.

2. Dosage du cuivre.

a. *Méthode pondérale.*

L'eau est traitée de la même manière que pour le dosage du plomb (p. 137), mais ici l'addition d'acétate de sodium est inutile ; avant la précipitation du sulfure de cuivre, il est convenable de chauffer jusqu'à l'ébullition. Le précipité doit être lavé *rapidement* avec de l'eau chargée d'hydrogène sulfuré, afin d'éviter une oxydation. En chauffant au rouge le précipité dans le creuset de Rose, il se transforme en proto-sulfure de cuivre Cu^2S. Pour obtenir le poids du cuivre, il faut multiplier par 0,789 la quantité de ce sulfure.

b. *Méthode colorimétrique.*

Le précipité de sulfure de cuivre est traité de la même manière que celui de sulfure de plomb, mais avec cette différence que l'on produit pour la comparaison une coloration bleue par addition de ferrocyanure de potassium (1 : 200). C'est ce que l'on fait également dans les éprouvettes de contrôle, que l'on a chargées de quantités déterminées d'une solution de sulfate de cuivre ($CuSO^4 + 5H^2O$). Pour préparer cette solution, on dissout 1,971 gr. de sulfate de cuivre dans 1 litre d'eau distillée; 1 cm³ correspond à 0,5 milligr. de cuivre.

3. Dosage du zinc.

a. *Méthode pondérale.*

On procède de la même manière que pour le dosage du plomb. Le précipité de sulfure de zinc ne doit être séparé par filtration qu'après un séjour de huit à dix heures dans un ballon bien bouché. Pour connaître la quantité du zinc, il faut multiplier par 0,67 la quantité trouvée de sulfure de zinc.

b. *Méthode colorimétrique.*

Le dosage par cette voie se fait également au moyen du ferrocyanure de potassium, qui produit dans les solutions des sels de zinc un trouble blanchâtre. La comparaison doit être effectuée avec des volumes de liquide de 200 cm³ au moins. On se sert pour la comparaison d'une solution de sulfate de zinc ($ZnSO^4 + 7H^2O$). Si l'on dissout 4,415 gr. de ce sel dans un litre d'eau distillée, 1 cm³ de la solution correspond à 1 milligr. de zinc.

Il est évident que lors du dosage du plomb, du cuivre ou du zinc, il faut préalablement éliminer de l'eau les deux autres métaux d'après les méthodes indiquées à propos de l'analyse qualitative (voy. p. 133). — On emploiera toujours la méthode colorimétrique, lorsqu'il s'agira de doser de petites quantités de ces métaux.

Remarques générales sur la marche de l'analyse chimique.

Pour se faire une idée générale de la composition de l'eau à analyser, on fera toujours précéder un essai d'une détermination qualitative des éléments présents. On peut quelquefois se demander quelle est la signification de la réaction qui s'est produite; par l'observation fréquente de différentes eaux, on acquiert une certaine expérience qui permet par voie de comparaison une interprétation satisfaisante du résultat obtenu. En général, on peut se dire qu'une opalescence ou une coloration juste sensible indiquent de *faibles traces* de la substance recherchée, et celle-ci est à l'état de *traces* si ces phénomènes se manifestent avec peu de netteté. La production d'un précipité visible permettra de dire que la substance existe en *quantité pondérable*. Tandis que par les deux premières observations on n'est amené que quelquefois à pratiquer une détermination quantitative (ammoniaque, hydrogène sulfuré, plomb, cuivre), l'intensité du précipité, sa densité, la rapidité plus ou moins grande avec laquelle il se dépose servent de point d'appui pour l'analyse quantitative qui doit compléter la détermination qualitative.

Les échantillons d'eau qui ont été prélevés en vue de l'analyse, éprouvent, en attendant qu'on pratique celle-ci, des changements qu'il faut éviter autant que possible. On a déjà dit précédemment (p. 27) qu'il fallait laisser s'effectuer dans un lieu frais le dépôt des éléments en suspension; l'exposi-

tion à une basse température constitue un bon moyen pour
retarder ou réduire au minimum les phénomènes de décomposition qui peuvent se produire dans l'eau. Mais une cause
d'erreur beaucoup plus importante est la perte des substances
volatiles, qui est toujours possible, malgré une bonne fermeture des vases, parce que ceux-ci ne seront jamais complètement remplis. C'est pour cela que l'on devra effectuer
aussi promptement que possible après la prise d'échantillon
de l'eau les déterminations de la teneur en acide carbonique,
en oxygène et en hydrogène sulfuré. Dans un certain sens, il
devra également en être ainsi pour le dosage de l'ammoniaque, parce que celle-ci peut exister dans l'eau en partie à
l'état libre.

Comme l'ammoniaque, même à l'état combiné, peut se
décomposer en acide azoteux et ensuite en acide azotique et
comme en outre les éléments organiques peuvent s'oxyder
dans certaines conditions, il semble convenable de procéder
également aussi promptement que possible au dosage de
l'ammoniaque, de l'acide azoteux et de l'acide azotique, ainsi
qu'à la détermination de l'oxydabilité et de la perte par calcination.

En outre, le dosage du calcium, du magnésium ou du fer
peut perdre en exactitude, si la molécule d'acide carbonique
qui n'était qu'à demi combinée, a eu l'occasion de se dégager,
et si par cela même la précipitation de ces corps est devenue
possible.

On cherchera à éliminer ces causes d'erreur en suivant
pour l'analyse la marche qui vient d'être décrite. Pour les

autres éléments, il importe peu de faire suivre immédiatement leur détermination de celle des corps dont on vient de parler, bien qu'on doive recommander d'éviter des pertes de temps inutiles. Les déterminations quantitatives seront toujours effectuées suivant un ordre basé sur des considérations pratiques ; c'est ainsi que, par exemple, on procédera pour le dosage de l'acide silicique et de l'alumine (voy. p. 125) et surtout dans les cas où la quantité d'eau dont on dispose invite à l'économie.

Groupement des résultats de l'analyse chimique.

Jusqu'à présent, il n'existe pas encore d'unité dans la manière d'exprimer les résultats de l'analyse chimique de l'eau.

Les valeurs trouvées sont rapportées à 10 000 ou 100 000 parties ou à 1 litre d'eau, ce qui nous indique, en prenant pour base les mesures et les poids usités, combien de milligrammes de l'élément en question sont contenus dans 10, 100 ou 1 000 grammes d'eau. En général, il faut s'attendre à ce que les substances à déterminer ne se trouveront dans les eaux qu'en quantités relativement faibles, à moins qu'on ait affaire à des eaux fortement contaminées. Pour l'appréciation, le travail avec des valeurs numériques relativement grandes est plus commode, et le groupement des résultats donne alors de la composition de l'eau une idée beaucoup plus nette, notamment à ceux qui sont peu familiarisés avec son analyse et surtout aux personnes non expertes, obligées par leur

leur position de prendre des mesures en se basant sur ces recherches. Pour ces raisons, on doit donner la préférence à la représentation des résultats de l'analyse indiquant combien de milligrammes de la substance en question sont contenus dans un litre. En outre, cette indication peut être facilement figurée en mesures de longueur. Si, en effet, on convertit le nombre des milligrammes en millimètres par mètre la hauteur d'une pareille colonne donne une idée nette du degré de la contamination éventuelle. Il est à désirer que ce mode d'expression des résultats analytiques soit généralement adopté. L'objection que le calcul effectué conséquemment effacerait le résultat rapporté au litre, parce que lors de la détermination des différents éléments on prend pour l'expérience des quantités d'eau différentes, n'est pas admissible, la quantité absolue des éléments dissous étant moins à considérer que la comparaison avec les proportions reconnues comme normales. Le mode d'expression du degré de dureté forme une exception.

On a l'habitude d'indiquer les oxacides sous forme d'anhydrides, les métaux sous forme d'oxydes, tandis que les métaux alcalins sont inscrits sous la forme de leurs chlorures ; le chlore, l'hydrogène sulfuré et l'ammoniaque sont cependant indiqués tels quels. Pour les matières organiques, l'indication de la quantité d'oxygène qui a été nécessaire pour leur oxydation doit être préférée à celle de la quantité correspondante de permanganate de potassium.

Il est convenable, lors de la dessiccation des substances en suspension et du résidu et lors de la détermination de la perte par calcination, d'observer la même température, d'autant plus que les changements de poids pour les deux éléments nommés en premier lieu proviennent de la manière dont se comporte l'eau de cristallisation et de la production de transformations chimiques. L'uniformité dans l'exécution de l'analyse, en tenant compte des précautions indiquées à propos de chaque élément, évitera des erreurs dans l'appréciation de l'eau soumise à l'examen.

La considération des corps chimiques simples sera en général suffisante pour l'appréciation de l'eau ; dans la plupart des cas, on devra, lors de l'analyse de l'eau au point de vue hygiénique, s'abstenir de grouper les acides, d'autant plus que, d'après les expériences de *Tiemann-Gärtner*, dans les eaux fortement contaminées, les bases inorganiques ne suffisent pas pour la combinaison des acides ; bien plus celles de nature organique, dont le caractère précis n'est pas mis en évidence par le mode d'analyse de l'eau actuellement usité, doivent venir en aide pour la combinaison des acides. Pour les cas exceptionnels, dans lesquels un pareil calcul semble désirable, nous ferons remarquer que, en tenant compte des poids atomiques, on combine le chlore d'abord au sodium et ensuite on répartit le reste sur le potassium, puis sur le calcium. On combine dans le même ordre avec l'acide sulfurique les quantités de sodium, de potassium et de calcium qui peuvent rester. La détermination de la dureté permanente donne un point d'appui pour ces combinaisons sulfuriques, parce que la dureté permanente est due en partie à ces combinaisons. L'acide azotique doit être inscrit uni à l'ammo-

niaque ; ce qui reste est combiné à des bases organiques non
volatiles, lorsqu'il s'agit d'eaux fortement contaminées, ou à
la chaux, si l'on a affaire à des eaux pures. Les quantités de
calcium et de magnésium qui ne peuvent pas être unies à
l'acide sulfurique, à l'acide azotique et au chlore, doivent
être inscrites à l'état de bicarbonates. On peut se dispenser
d'un groupement pour l'acide azoteux, l'acide silicique, l'alumine et le fer ; si ce dernier était en grande quantité, on
pourrait le faire entrer en combinaison avec le reste de l'acide
carbonique à demi combiné et l'inscrire sous forme de carbonate de protoxyde de fer.

CHAPITRE IV

ANALYSE MICROGRAPHIQUE

Il peut ne pas être suffisant de ne connaître que le poids des éléments non dissous qui se trouvent en suspension dans l'eau et restent sur le filtre ; la détermination de la portion combustible (organique) de ces éléments ne nous donne aussi qu'une indication insuffisante relativement à leur importance pour l'appréciation de l'eau au point de vue hygiénique. Ce serait d'ailleurs une erreur de croire que l'on a recueilli sur le filtre toutes les particules flottantes ; une grande partie de ces particules ont de si faibles dimensions que les pores du papier à filtre en usage ne sont pas suffisamment étroits pour les retenir ; il en est qui sont si petites qu'il ne nous est plus possible de les apercevoir à l'œil nu. Nous ne pouvons nous faire une idée de la nature d'objets aussi petits qu'en les rendant reconnaissables par grossissement. Le microscope nous permet de reconnaître les contours extérieurs de leur forme, leur couleur, etc., pour déterminer, d'après leur nature et leur origine, si l'on doit les considérer ou non comme une cause de contamination de l'eau et par suite leur accorder ou non quelque importance au point de vue hygiénique.

A. Éléments mélangés à l'eau.

L'eau offre quelquefois une opalescence ou un léger trouble, qu'il est impossible de faire disparaître en la filtrant avec le plus grand soin. Cela est dû généralement à ce qu'elle tient en suspension des particules d'argile excessivement fines, dont on ne peut reconnaître la présence qu'à l'aide des grossissements les plus forts. Ces particules ne se trouvent pas toujours sous une forme aussi ténue, car on pourra découvrir dans le dépôt de l'eau de plus volumineux conglomérats ; ce qui les caractérise c'est la variété de leurs formes ; elles se présentent sous forme de petits grains arrondis ou ovales, de différents diamètres et offrant une très grande résistance à la plupart des agents chimiques. Ces mêmes propriétés chimiques sont aussi offertes par les paillettes de quartz, qui, examinées au microscope, se distinguent par leurs formes irrégulières et par leurs surfaces fortement réfringentes, suivant leur position. Les combinaisons de fer insolubles se montrent généralement sous forme de masses ovalaires, de couleur sombre, variant du noir au brunâtre, et disposées en amas. D'autres éléments minéraux très divisés, de nature extrêmement variée, viennent se mélanger à l'eau en grandes quantités par suite du voisinage de bocards, qui éliminent par lévigation les parties stériles adhérant aux minerais. Ici également, c'est toujours l'irrégularité dans la forme extérieure qui domine.

Les troubles permanents et intenses que produisent quel-

quefois les eaux résiduelles des ateliers de polissage et des
fabriques de pâte de bois ne communiquent point à l'eau des
propriétés nuisibles à la santé, mais la rendent impropre à
l'emploi comme boisson et pour les usages domestiques.

Les formes des éléments qui proviennent des plantes et des

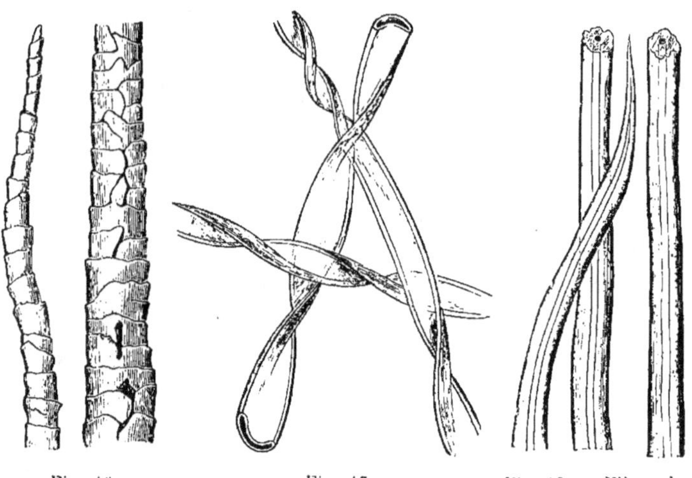

<table>
<tr><td>Fig. 16.
Fibres de laine.</td><td>Fig. 17.
Fibres de coton (300 : 1),</td><td>Fig. 18. — Fibres de
chanvre (300 : 1).</td></tr>
</table>

animaux sont tout à fait caractéristiques. Il passe quelquefois dans l'eau des grains de pollen ou des débris de plantes,
surtout de leurs feuilles ; dans ce dernier cas, des grains de
chlorophylle sont quelquefois encore visibles à l'intérieur des
cellules végétales faciles à reconnaître à leurs grandes dimensions. Des fragments d'insectes, tels que des ailes, des an-
tennes, des pattes, etc., conservent très longtemps leurs formes
à cause de leur enveloppe de chitine extrêmement résistante.

La présence des corps dont il a été question jusqu'ici ne peut avoir une valeur particulière au point de vue hygiénique que s'ils sont en quantité telle qu'ils donnent à l'eau un aspect repoussant. En pareil cas, on se sera déjà formé une opinion

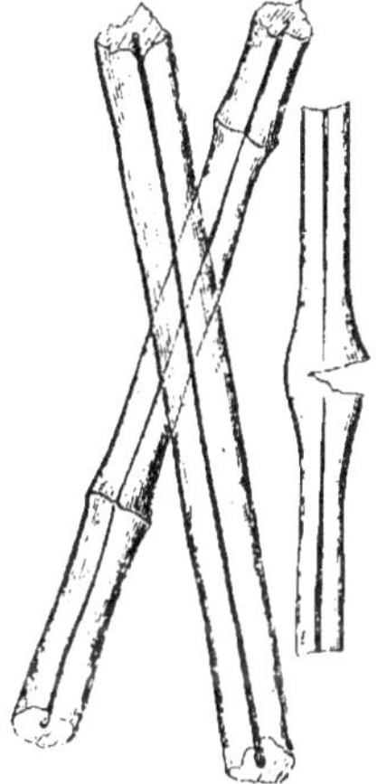

Fig. 19.
Lin, d'après Flügge (300 : 1).

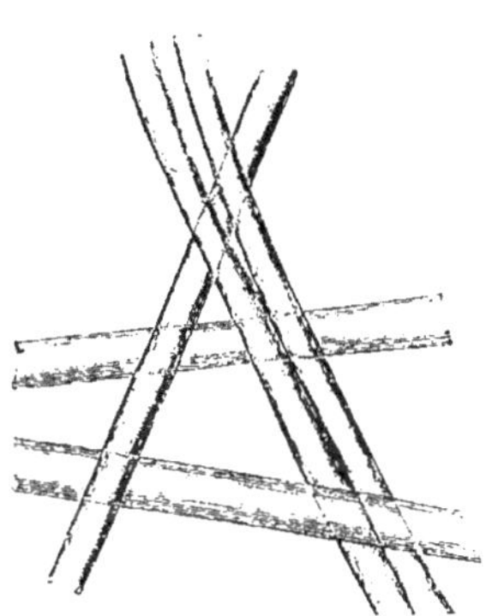

Fig. 20,
Soie, d'après Flügge (300 : 1).

par le simple examen extérieur de l'eau, avant qu'on ait eu recours au microscope.

Mais si l'on trouve des matières indiquant une contamination par des déchets de ménage et d'industrie, il faut les examiner avec une plus grande attention, comme, par exemple, des fibres de laine (fig. 16), de coton (fig. 17), de chanvre (fig. 18), de lin (fig. 19), de soie (fig. 20) ou des poils. On pourra reconnaître un mélange avec des eaux ménagères à la présence de fibres végétales ou de grains d'amidon. Ces der-

niers offrent, suivant leur provenance, des formes différentes ;
la coction leur fait subir certaines altérations. La figure **21**,
que nous donnons d'après *Tiemann-Gaertner*, facilitera la
diagnose des différents grains d'amidon ; dans cette figure,
a représente des grains de fécule de pomme de terre, *b* des

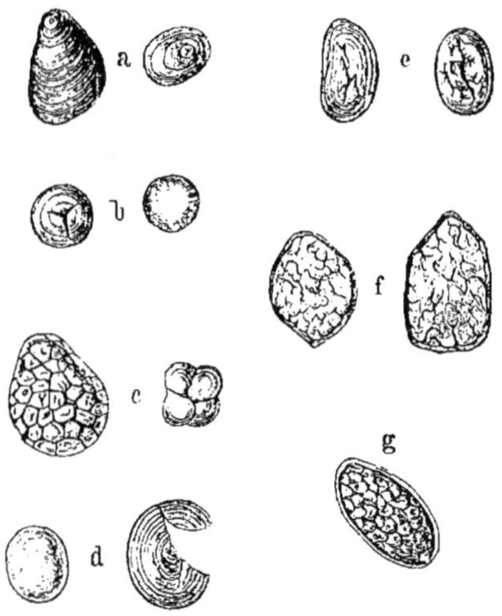

Fig. 21 — Grains d'amidon, d'après Tiemann-Gaertener (100 : 1)

grains d'amidon de seigle, *c* d'avoine, *d* de froment, *e* de
fève, *f* des grains de fécule de pomme de terre cuite et
g un grain d'amidon de pois cuits. On pourra reconnaître
que les impuretés de l'eau sont d'origine fécale, si l'on y
découvre des restes d'aliments non digérés. Des fibres musculaires de viande crue ou cuite peuvent traverser le canal
intestinal sans perdre leur structure caractéristique, la striation transversale ; le pigment biliaire qui les imprègne leur

communique une couleur jaune clair, que le lavage à l'eau ne fait disparaître que difficilement et lentement (fig. 22).

La contamination de l'eau par des matières fécales peut être très dangereuse, parce que celles-ci renferment souvent de grandes quantités d'œufs de vers intestinaux. Ces œufs non

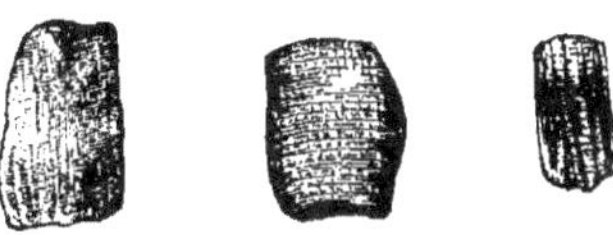

Fig. 22. — Fibres musculaires, d'après Tiemann-Gaertner (500 : 1).

seulement conservent pendant longtemps leur vitalité, mais encore un grand nombre d'entre eux donnent naissance à des embryons ciliés, doués de mouvement. Si ces productions sont introduites dans l'organisme humain par l'ingestion de

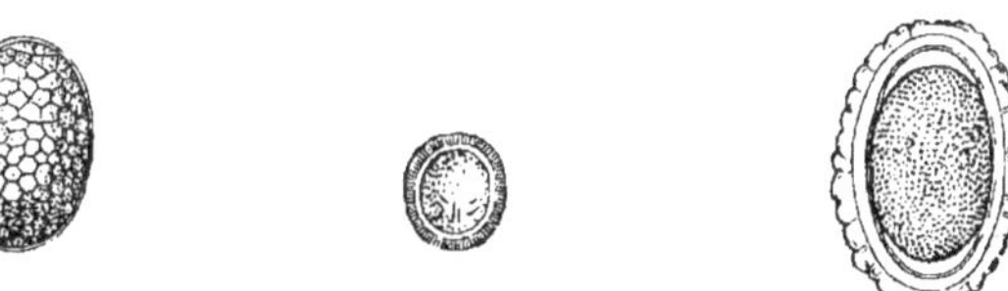

Fig. 23.
Œuf de Botriocephalus latus, d'après Leunis.

Fig. 24,
Œuf de Tænia saginata, d'après Leunis.

Fig. 25.
Œuf d'Ascaris lumbricoïdes d'après Leunis,

l'eau, il se développe dans le corps des parasites dont la présence est nuisible à la santé. Il n'est donc pas sans utilité de les décrire avec quelques détails. Il y a lieu de considérer :

a. Les œufs du *Bothriocephalus latus* (fig. 23). Ils offrent une couleur rouge brunâtre, ils sont ovales et ont 0,07 mm.

de longueur et 0,045 mm. de largeur. Dans l'eau, ils donnent naissance à un embryon cilié de tous côtés, flottant librement dans le liquide, et qui par un hôte intermédiaire inconnu passe dans le tube digestif de poissons, d'où il pénètre dans les muscles. L'ingestion de poissons insuffisamment cuits peut avoir, chez l'homme, pour conséquence le développement de ce ver rubané.

b. Les œufs du *Tænia saginata* (fig. 24). Les œufs de ce ver rubané, qui est propagé par la ladrerie du bœuf, sont sphériques avec coque striée ; leur diamètre est égal à 0,03 mm.

c. Les œufs du *Tænia solium*, ver rubané qui se rencontre fréquemment dans les muscles du porc atteint de ladrerie, présentent la même forme et les mêmes dimensions que les précédents.

d. Les œufs de l'*Ascaris lumbricoïdes* (fig. 25), qui se rencontrent dans l'intestin grêle de l'homme, offrent une surface irrégulièrement dentelée et mamelonnée ; leur longueur varie de 0,05 à 0,06 mm. Dans l'eau, ils ne se développent qu'avec une lenteur extrême (au bout de cinq à six mois), en donnant naissance à des embryons longs de 0,3 à 0,4 mm., dont la destinée n'est pas encore exactement connue.

e. Les œufs de l'*Oxyuris vermicularis* (fig. 26), qui se rencontrent souvent en grande quantité dans le gros intestin de l'homme, possèdent généralement, aussitôt après leur sortie du corps de la femelle un embryon enroulé en spirale ; ils sont longs de 0,052 mm. et larges de 0,024 mm.

f. Le *Trichocephalus dispar*, qui habite le canal intestinal de l'homme et de plusieurs mammifères, ne s'observe pas aussi fréquemment. Ses œufs (fig. 27) ont une couleur brunâtre, 0,50 mm. de longueur et 0,23 de largeur. Ils sont ovales et faciles à reconnaître aux deux mamelons dont leurs pôles sont munis. Ils peuvent se conserver très longtemps dans l'eau sans perdre leur vitalité.

g. Les œufs de l'*Anchylostomum duodenale* (fig. 28) sont longs de 0,056 à 0,063 mm. et larges de 0,036 mm.

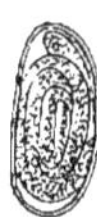 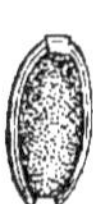 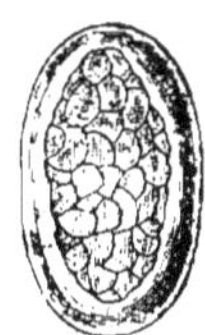

Fig. 26.   Fig. 27.   Fig. 28.

OEuf d'Oxyuris vermicu- OEuf de Trichocepha- OEuf d'Anchylostomum duo-
laris, d'après Leunis   lus dispar, d'après   denale, d'après Leunis.
                Leunis.

à 0,040 mm. Leur contenu est brunâtre, finement granuleux, et leur enveloppe est simple et extrêmement mince. L'œuf se développe dans l'eau au bout de quelques jours, en donnant naissance à une larve vermiforme de 0,250 mm. de longueur, dont l'extrémité céphalique est plus mince que le corps et dont l'extrémité caudale se termine en pointe. Les larves sont animées d'un mouvement sinueux très rapide. Les animaux adultes vivent dans l'intestin grêle de l'homme; ils y sucent e sang et produisent ainsi des chloroses graves.

h. Disons enfin que les œufs des *Distomum hepaticum* et *lanceolatum* se développent également dans l'eau, en donnant naissance à un embryon cilié flottant librement dans le liquide. Un hôte intermédiaire (petits mollusques gastéropodes) est encore nécessaire avant que l'animal arrive à sa forme parfaite, sous laquelle il vit dans les canaux biliaires des animaux domestiques principalement, de l'homme plus rarement. Les œufs sont déposés dans les canaux biliaires, et de là ils arrivent au dehors par le canal intestinal.

B. Organismes vivant dans l'eau.

a. — Organismes animaux.

Les formes animales inférieures qui vivent dans l'eau sont extrêmement nombreuses et variées. Ce n'est pas ici le lieu d'en donner une description détaillée ; nous ne pouvons que mentionner les principaux groupes et leurs représentants.

1. Rhizopodes.

Les rhizopodes se présentent sous la forme de petites masses de plasma qui portent des expansions (fausses pattes) sur la périphérie de leur corps. Ces expansions sont des prolongements de la masse du corps, qui peuvent à volonté être plus ou moins allongés ou retirés ; elles servent tantôt comme bras pour saisir les aliments, tantôt comme organes de mouvement. Dans ce dernier cas, le corps de l'animal s'allonge presque tout entier en un pareil bras. Les formes les plus simples de ce groupe sont nues, comme l'*Amœba princeps* (fig. 29), d'autres condensent leur plasma à la périphérie, de façon à former une coque, comme l'*Arcella vulgaris* (fig. 30), d'autres encore se font une carapace en agglutinant les corpus-

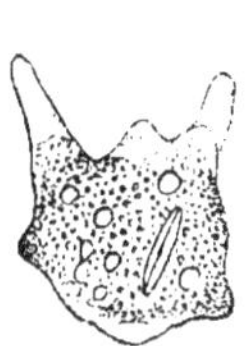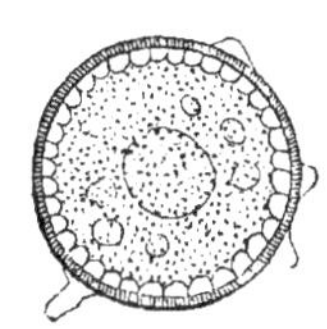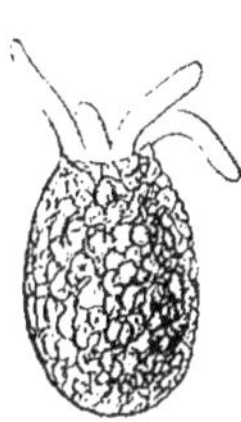

Fig. 29.

Amœba princeps, d'après
Eyferth (300 : 1).

Fig. 30.

Arcella vulgaris,
d'après Eyferth (200 : 1).

Fig. 31.

Difflugia oblonga, d'après
Eyferth (200 : 1).

cules étrangers qui, comme des petits grains de sable, des

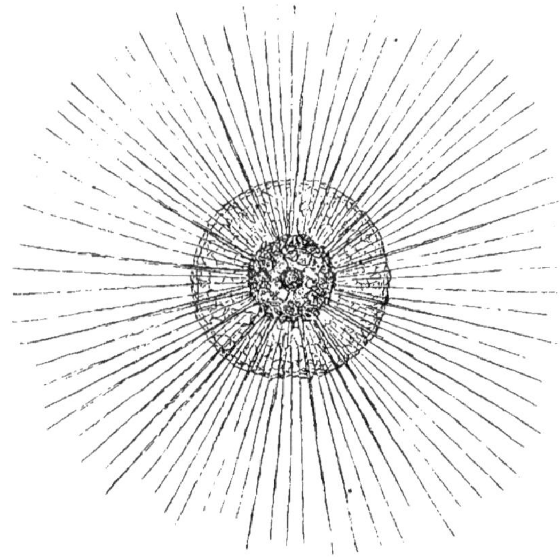

Fig. 32. — Actinophrys Ei-hhornii, d'après Eyferth (300 : 1).

coques de diatomées, etc., viennent à y adhérer accidentellement. Une pareille carapace peut quelquefois être ovoïde et ne présenter qu'une seule ouverture, donnant issue aux expansions. Cette forme est représentée, par exemple, par la *Difflugia oblonga* (fig. 31).

Les fausses pattes peuvent présenter les formes les plus variées ; elles sont tantôt en forme de sac, tantôt en forme de lobe ou de doigt ; elles peuvent aussi être filiformes ou réticulées. Chez les héliozoaires, les expansions sont toujours filiformes et rayonnées ; elles donnent à ces petits animaux un très joli aspect, auquel ils doivent leur nom caractéristique d'*héliozoaires ;* l'*Actinophrys Eichhornii* (fig. 32) est un joli représentant de ce genre.

2. Infusoires.

Les infusoires ont un corps formé d'un parenchyme incolore et granuleux, qui extérieurement se transforme en une couche corticale plus dense, la cuticule. Dans le corps de l'animal il y a toujours une ou plusieurs vésicules contractiles avec un ou plusieurs noyaux. La surface du corps est armée de filaments flagelliformes, de tentacules ou de cils, et ces animaux sont partagés d'après cela en :

> FLAGELLÉS,
> ACINITÉS et
> CILIÉS.

Les flagellés ont un ou plusieurs longs filaments flagelliformes, par le mouvement desquels ils se déplacent ou rapprochent de leur corps les particules de matière leur servant

d'aliments. Les formes les plus simples sont les *monades,*
productions ovales, rondes ou fusiformes, qui au point d'in-

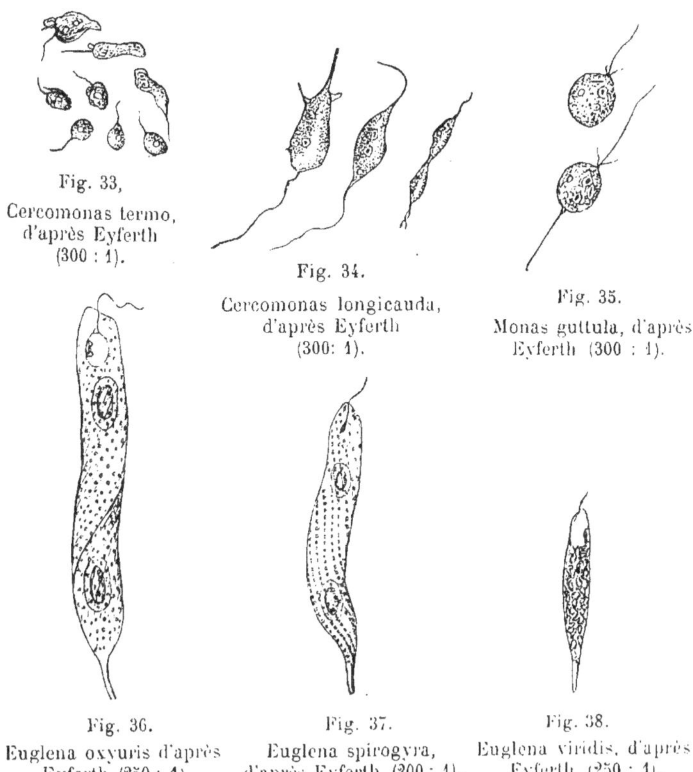

Fig. 33,
Cercomonas termo,
d'après Eyferth
(300 : 1).

Fig. 34.
Cercomonas longicauda,
d'après Eyferth
(300: 1).

Fig. 35.
Monas guttula, d'après
Eyferth (300 : 1).

Fig. 36.
Euglena oxyuris d'après
Eyferth (250 : 1).

Fig. 37.
Euglena spirogyra,
d'après Eyferth (200 : 1).

Fig. 38.
Euglena viridis, d'après
Eyferth (250 : 1).

sertion du filament principal portent ordinairement un orifice
buccal, derrière lequel se trouvent une vésicule et un noyau ;
tels sont, par exemple, le *Cercomonas termo* (fig. 33), le *Cercomonas longicauda* (fig. 34) et le *Monas guttula* (fig. 35) ;

d'autres, les *euglénidés*, ont un corps fusiforme rappelant
la forme d'un poisson, comme l'*Euglena oxyuris* (fig. 36),
l'*Euglena spirogyra* (fig. 37) et l'*Euglena viridis* (fig. 38).

Les animalcules dont il vient d'être question, vivent isolés
ou se réunissent en colonies, et alors sont retenus par une
enveloppe muco-gélatineuse, comme les *volvocidés*, ou bien
se réunissent sur une tige ramifiée dont chaque rameau ne

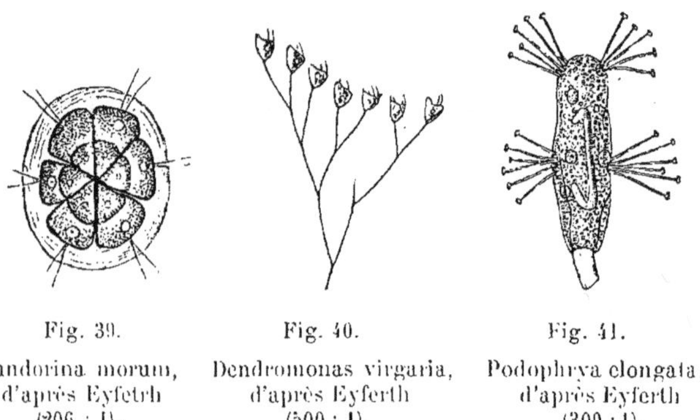

<table>
<tr><td>Fig. 39.</td><td>Fig. 40.</td><td>Fig. 41.</td></tr>
<tr><td>Pandorina morum,
d'après Eyfetrh
(206 : 1).</td><td>Dendromonas virgaria,
d'après Eyferth
(500 : 1).</td><td>Podophrya elongata,
d'après Eyferth
(300 : 1).</td></tr>
</table>

porte qu'un seul individu, comme les *dendromonadés*. Nous
citerons comme exemples pour le premier genre la *Pandorina
morum* (fig. 39), et pour le deuxième le *Dendromonas virgaria*
(fig. 40).

Les *acinités* sont armés de longs tentacules mobiles, aux
extrémités desquels se trouvent des ventouses ; ces appareils
servent pour saisir les aliments. Les animaux sont peu ou
pas du tout mobiles ; un grand nombre reposent sur une tige,
comme le *Podophrya elongata* (fig. 41). A l'aide de ces ten-

tacules, ils saisissent d'autres infusoires qui viennent accidentellement à leur portée et ils les absorbent.

Le corps des *ciliés* est armé de cils vibratiles, par le mouvement spontané desquels ces petits animaux peuvent se
déplacer. Ces cils sont de différentes grosseurs ; suivant la

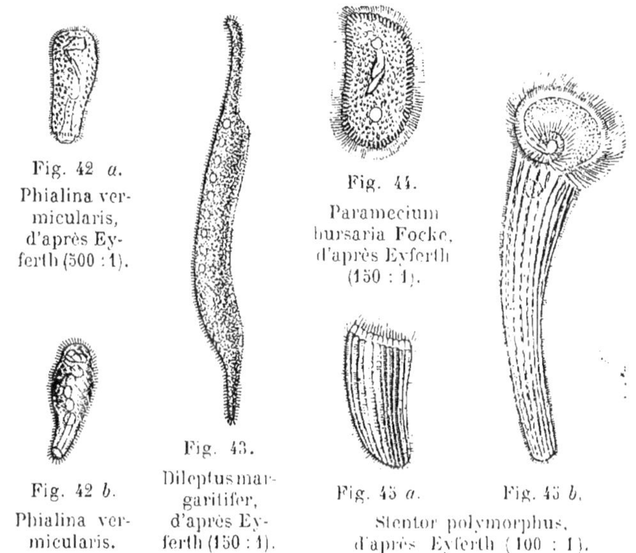

Fig. 42 *a*.
Phialina ver-
micularis,
d'après Ey-
ferth (500 : 1).

Fig. 44.
Paramecium
bursaria Focke,
d'après Eyferth
(150 : 1).

Fig. 42 *b*.
Phialina ver-
micularis.

Fig. 43.
Dileptus mar-
garitifer,
d'après Ey-
ferth (150 : 1).

Fig. 45 *a*.   Fig. 45 *b*.
Stentor polymorphus,
d'après Eyferth (100 : 1).

manière dont ils sont disposés et distribués sur le corps, on
a divisé les ciliés en différents groupes. On les appelle :

1. *Holotrichés*, lorsque toute la surface du corps est armée
de cils de finesse uniforme ;

2. *Hétérotrichés*, lorsque, tout en ayant un revêtement
ciliaire uniforme, ils présentent encore des cils d'une autre
forme offrant une disposition déterminée ;

3. *Hypotrichés*, lorsque le dos est nu, tandis que le côté opposé est garni de cils ;

4. *Péritrichés*, lorsque les cils n'existent que dans certaines parties du corps, disposés en touffes ou en séries.

Comme exemples du groupe des holotrichés, nous citerons le *Phialina vermicularis* (fig. 42 *a* et *b*), le *Dileptus margaritifer* (fig. 43), le *Paramecium bursaria Focke* (fig. 44). Les cils sont très courts et extrêmement fins ; souvent ils ne sont visibles qu'après addition d'acide acétique ou chromique étendu. Les hétérotrichés sont également pourvus d'un revêtement de cils très ténus, mais les cils qui se trouvent à la partie antérieure du corps sont plus gros et plus forts ; chez le *Stentor polymorphus* (fig. 45, *a* et *b*), facile à découvrir partout dans les eaux stagnantes, ces cils sont disposés en spirale ou en cercle.

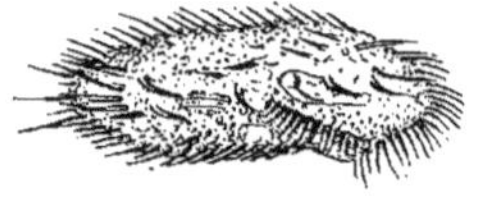

Fig. 46.
Stylonichia pustulata,
d'après Eyferth (200 : 1).

Chez les hypotrichés, le dos est convexe et nu, tandis que la surface abdominale plane porte des cils et est armée d'appendices mamelonnés, comme chez le *Stylonichia pustulata* (fig. 46).

Les péritrichés ont un corps globuleux ou piriforme, dont les cils vibratiles sont disposés en spirale ou en cercle sur le péristome. Dans ce groupe, se trouvent les vorticelles, genre très intéressant et très répandu. Ces vorticelles sont de petits corps piriformes suspendus à un pédicule qui peut être enroulée en spirale ; elles vivent généralement en colonies. Les animaux peuvent abandonner le pédicule et alors ils

nagent librement dans le liquide. Nous citerons, par exemple,
la *Vorticella microstoma* (fig. 47), qui se rencontre fréquemment dans les eaux altérées.

3. Rotifères.

Le corps des rotifères présente une symétrie bilatérale ; il
est généralement fusiforme et sa surface est revêtue d'une

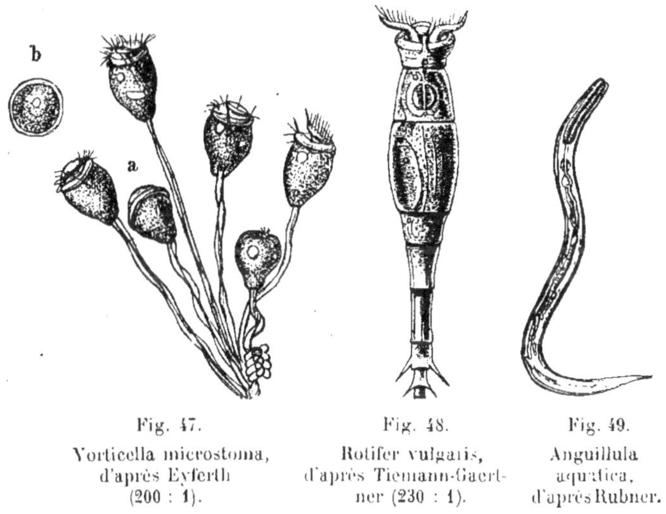

<table>
<tr><td>Fig. 47.</td><td>Fig. 48.</td><td>Fig. 49.</td></tr>
<tr><td>Vorticella microstoma,
d'après Eyferth
(200 : 1).</td><td>Rotifer vulgaris,
d'après Tiemann-Gaert-
ner (230 : 1).</td><td>Anguillula
aquatica,
d'après Rubner.</td></tr>
</table>

enveloppe de chitine transparente, la cuticule, dont les plissements annulaires partagent le corps en plusieurs segments.
On peut distinguer une tête, un tronc et une extrémité caudale. La tête porte l'organe rotatif cilié ; latéralement à
l'axe du corps se trouve la bouche, derrière laquelle s'insère
une trompe ciliée et rétractile. L'appareil masticateur est

tout à fait caractéristique ; il se compose de deux mandibules internes en chitine, qui se trouvent au fond de la bouche et sont en mouvement continuel. La tête et l'extrémité caudale peuvent être retirées entièrement ou partiellement dans le tronc, la partie pectorale du petit animal. L'extrémité caudale possède un organe de préhension, consistant en une ou plusieurs paires de doigts ou formé de stylets charnus. L'espèce la plus fréquente est le *Rotifer vulgaris* (fig. 48).

4. Vers.

La nature des plus petits animaux vermiformes qui se rencontrent dans le dépôt des eaux fortement contaminées n'est pas encore suffisamment éclaircie. Il n'est pas douteux qu'ils représentent des phases de développement d'autres animaux, peut-être de vers intestinaux. Nous citerons comme représentant de ce genre l'*Anguillula aquatica* (fig. 49).

5. Arthropodes.

Les arthropodes ont un corps annulaire, segmenté ; les membres qui y adhèrent présentent de nombreuses articulations. Chez un grand nombre d'entre eux, une chaîne de ganglions abdominaux est nettement reconnaissable. On doit ranger dans cette famille le *Macrobiotus ursellus* (fig. 50), les *hydrachnes* (fig. 51) et le *Cyclops quadricornis* (fig. 52), très fréquent dans les eaux sales.

b. — Organismes végétaux.

1. Algues.

Parmi les organismes végétaux inférieurs qui se rencontrent

dans l'eau, les algues se distinguent par la présence de chlorophylle dans leur tissu. La chlorophylle joue chez elles le même
rôle que chez les végétaux supérieurs ; elle rend les algues
aptes à assimiler sous l'influence de la lumière solaire, c'est-à-

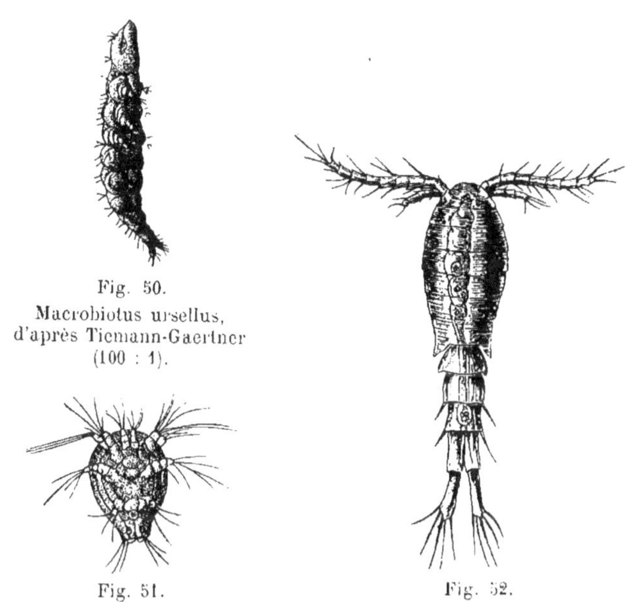

Fig. 50.
Macrobiotus ursellus,
d'après Tiemann-Gaertner
(100 : 1).

Fig. 51.
Hydrachne, d'après Tie-
mann-Gaertner (100 : 1).

Fig. 52.
Cyclops quadricornis, d'après Tiemann-
Gaertner (100 : 1),

dire à produire, aux dépens de l'acide carbonique, de l'eau et des
sels, les matières organiques dont leur corps est formé. Leur
présence est d'importance secondaire pour l'appréciation
hygiénique de l'eau. Leur détermination peut avoir quelque
valeur si elles s'y accumulent en grande quantité et si, les
conditions de leur végétation venant à être défavorables, elles

commencent à se putréfier, parce que alors les produits de leur décomposition altèrent profondément la pureté de l'eau.

Le nombre des espèces vivant dans l'eau est extrêmement grand et varié. La matière colorante verte, la chlorophylle, n'est pas toujours un signe permettant de reconnaître ces organismes avec certitude ; elle est souvent masquée par d'autres pigments bruns, bleus, rouges ou jaunes, ou il se forme avec ces derniers des couleurs mixtes. On est par suite obligé d'avoir recours à la différence des formes.

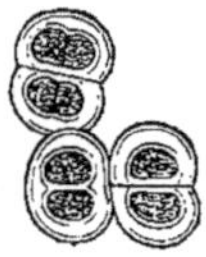

Les productions les plus simples sont unicellulaires ; elles se rencontrent soit isolément, soit réunies en familles par une enveloppe gélatineuse. Ainsi, on trouve fréquemment dans l'eau des marais le *Chroococcus turgidus* (fig. 53) ; les cellules offrent une coloration bleu

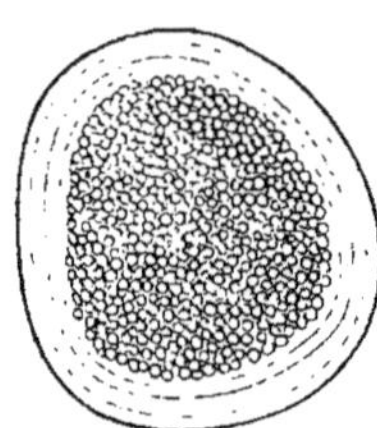

Fig. 53.

Chroococcus turgidus, d'après Kirchener-Blochmann (260 : 1).

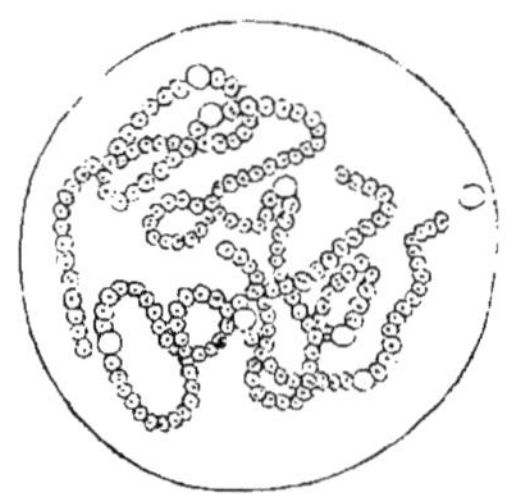

Fig. 54.
Microcystis marginata, d'après Kirchener-Blochmann (260 : 1).

Fig. 55.
Nostoc sphæricum, d'après Kirchener-Blochmann (260 : 1).

verdâtre et elles sont entourées d'une membrane épaisse, incolore. Le *Microcystis marginata* (fig. 54) est enserré dans une enveloppe gélatineuse incolore formée de plusieurs couches. Les nostocs forment des séries filiformes, comme le *Nostoc sphæricum* Vauch. (fig. 55). Dans plusieurs espèces, les filaments présentent une fausse ramification.

Les diatomées sont de très jolies formes, qui se trouvent

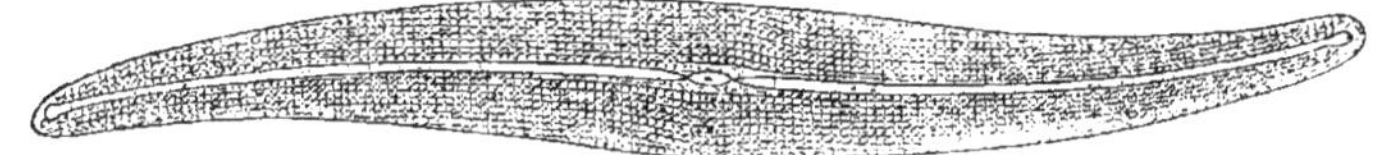

Fig. 56.

Pleurosigma attenuatum, d'après Kirchner-Blochmann (300 : 1).

assez fréquemment dans les eaux. Elles se rencontrent à l'état de cellules isolées ou réunies en chaînes et elles possèdent un mouvement propre. La silicification de leur membrane cellulaire est pour ces productions un caractère distinctif. Si l'on détruit le plasma par coction ou chauffage, on peut reconnaître nettement la carapace siliceuse, qui offre une grande résistance aux réactifs chimiques. Le nombre de leurs espèces est extrêmement grand; nous ne mentionnerons que le *Pleurosigma attenuatum* (fig. 56), sur lequel on observe une très belle striation transversale. Cette algue peut être reconnue sans difficulté.

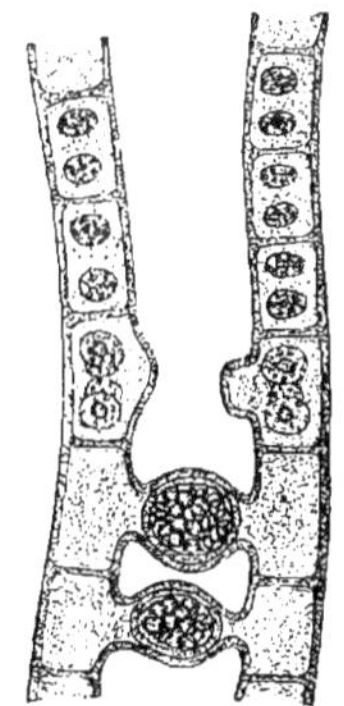

Fig. 57.

Zygogonium pectinatum, d'après Kirchner-Blochmann.

Les conjuguées sont des algues colorées en vert par de la chlorophylle, qui se distinguent par leur mode particulier de multiplication. Les cellules s'accolent les unes aux autres en formant de longs filaments. Les cellules d'un filament ou de filaments différents se rapprochent deux à deux et se fondent l'une dans l'autre. C'est de cette façon qu'ont lieu l'accroissement et la multiplication. La conjugaison est mise en évidence par la figure 57, qui représente le *Zygogonium pectinatum*.

Indépendamment de ces formes simples, on rencontre encore dans l'eau un grand nombre d'algues, dans le tissu desquelles la présence de la chlorophylle est évidente et qui forment une tige principale, de laquelle partent des filaments plus ou moins longs. Dans les eaux stagnantes ou courantes, ces algues adhèrent à différents objets avec leurs filaments de formes diverses flottant dans le liquide. Au point de vue hygiénique, elles offrent encore de l'intérêt, parce que, comme toutes les formations végétales, elles jouent un certain rôle dans l'épuration spontanée des eaux.

2. Mucédinées.

Les mucédinées (moisissures) ne viennent qu'accidentellement altérer la pureté de l'eau. Elles ne doivent pas être considérées comme des végétaux aquatiques proprement dits, car jusqu'à présent on ne les a pas encore vues fructifier dans ce milieu ; elles n'y donnent naissance qu'à des formes de mycelium particulières, qui rendent très difficile la détermination des espèces. On parvient cependant avec une grande facilité à reconnaître par la culture les formes qui se rencontrent le plus fréquemment. Dans la description des méthodes de culture des bactéries qui sera donnée plus loin, se trouvent mentionnées les conditions de nutrition et de multiplication (notamment sur gélatine nutritive), dans lesquelles les mucidinées peuvent aussi arriver à fructification. Il est facile de les distinguer à leurs filaments sporifères. Les plus fréquents sont les genres *Mucor, Aspergillus et Penicillum.* Dans la culture sur plaques (voy. p. 207), les moisissures forment un gazon velouté faisant saillie à la surface de la plaque, de différentes couleurs et dans lequel un faible gros-

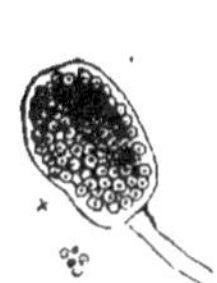

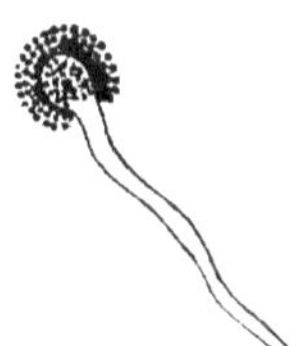

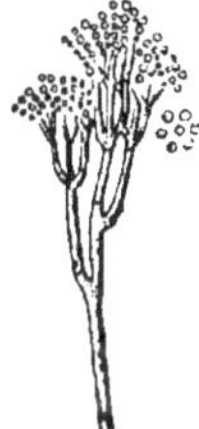

Fig. 58.	Fig. 59.	Fig. 60.
Filament sporifère de Mucor, d'après Tiemann-Gaertner (500 : 1).	Filament sporifère d'Aspergillus, d'après Tiemann-Gaertner (300 : 1).	Filament sporifère de Penicillum, d'après Tiemann-Gaertner (500 : 1).

sissement permet de reconnaître des ramifications multiples. Dans le genre *Mucor,* le filament sporifère se termine par un renflement sphérique sur lequel reposent les spores enveloppées dans une membrane fine (fig. 58), tandis que l'*Aspergillus* forme une conidie claviforme, sur laquelle sont implantées des basides disposées radialement; les spores se détachent de ces derniers (fig. 59). Le genre *Penicillum* se distingue des deux précédents par la ramification du filament sporifère, dont les extrémités portent les spores disposées en chapelet (fig. 60).

3. Champignons-ferments.

Les levures sont également faciles à reconnaître par culture sur gélatine ; les cultures se distinguent par une texture grossièrement granuleuse et par des plissements très nets qui sont visibles à un faible grossissement. L'individu isolé des différentes espèces représente une cellule ronde ou ovale, qui se propage par bourgeonnement. On voit poindre sur la cellule mère un petit bourgeon, qui peu à peu atteint les dimensions de celle-ci, pour ensuite se propager de la même manière. Souvent les cellules restent adhérentes les unes aux autres sous forme de petits chapelets ramifiés. Le *Saccharomyces cerevisiæ* (fig. 61) peut se rencontrer en grande quantité dans l'eau, lorsque celle-ci vient à être souillée par des eaux résiduelles de brasserie ; mais on y a aussi trouvé quelquefois d'autres espèces. Au point de vue hygiénique, la présence de levures dans l'eau ne peut pas avoir de signification particulière.

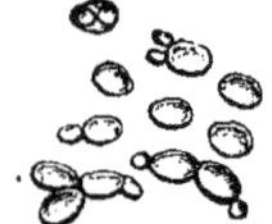

Fig. 61.

Saccharomyces cerevisiæ, d'après Eyferth (300 : 1).

4. Bactéries filamenteuses.

Ces organismes sont des formations filamenteuses articulées, qui se distinguent des algues par l'absence de chlorophylle ; les dépôts de petites granulations qu'ils renferment font souvent croire à la présence d'une matière colorante, ce qui rend une différenciation très difficile. Contrairement aux bactéries proprement dites, leur accroissement n'a jamais lieu que d'un seul côté ; il n'y a de division cellulaire que dans le sens où les filaments vont toujours en diminuant de diamètre, tandis que chez les schizomycètes, dont le diamètre reste le même, la division a lieu dans les deux sens.

Les familles suivantes méritent surtout d'attirer l'attention :

a. Les *Beggiatoées*. Elles trouvent des conditions favorables à leur développement dans les eaux qui sont riches en

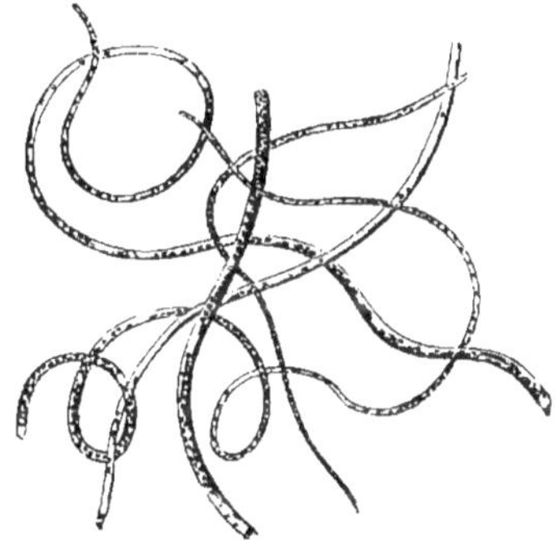

Fig. 62.

Beggiatoa alba, d'après Tiemann-Gaertner (500 : 1).

combinaisons organiques, comme, par exemple, les eaux résiduelles des fabriques de sucre, ou l'eau sulfureuse. Ces organismes possèdent la faculté de produire au milieu de leur tissu des dépôts de soufre sous forme de petites granulations ; lorsqu'elles meurent, elles se décomposent en donnant naissance à de l'hydrogène sulfuré. Elles peuvent de cette façon, ainsi que par leur énorme accroissement, contaminer l'eau à un haut degré. L'espèce la plus ordinaire est la *Beggiatoa alba* (fig. 62).

b. Les *Crenothrix*. Cet organisme prend un si grand développement qu'il peut troubler l'eau et même donner lieu à

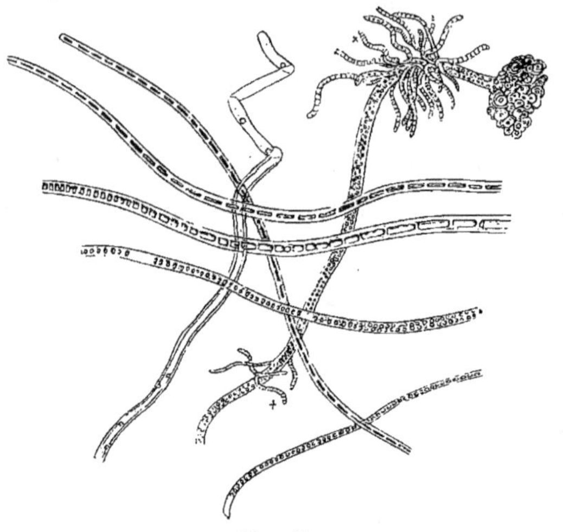

Fig. 63.

Crenothrix polyspora, d'après Tiemann-Gaertner (500 : 1).

la formation de dépôts abondants; il peut encore, à de grandes profondeurs, conserver dans le sol sa vitalité, et de là il passe dans des eaux de source d'ailleurs de bonne qualité.

Les eaux qui renferment une certaine quantité de fer conviennent particulièrement au développement des *Crenothrix*. Dans ces cas, le fer se dépose sous forme d'un pigment brun (hydrate de sesquioxyde de fer) dans les filaments. Alors il arrive souvent que des masses de dépôts bruns obstruent complètement les conduites d'eau. Où il n'y a pas de dépôts ferrugineux on observe de très nombreux articles qui sont courts, discoïdes et peuvent en se divisant donner naissance, comme les spores (contenues dans une enveloppe gélatineuse), à des individus isolés. A cause de cette particularité, on a donné à cet organisme le nom de *Crenothrix polyspora* (fig. 63).

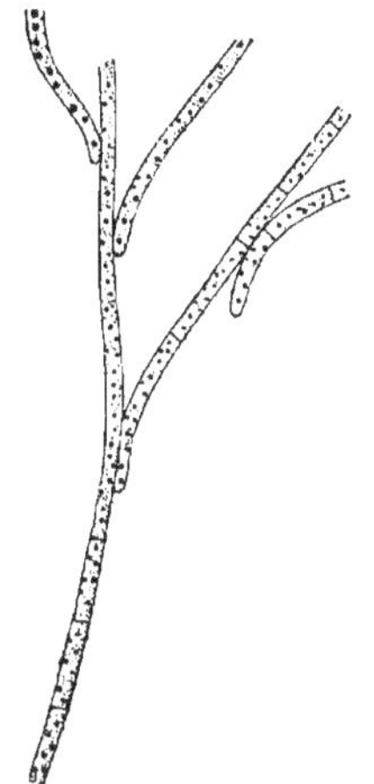

Fig. 64.

Filaments de Cladothrix, d'après Tiemann-Gaertner (500 : 1).

c. Les *Cladothrix*. Le cladothrix est le champignon aquatique le plus commun. Par sa structure, il ressemble beaucoup au Crenothrix, seulement les filaments sont plus minces et plus ténus ; il présente aussi çà et là des dépôts ferrugineux ; mais sa *fausse* ramification constitue une différence caractéristique (fig. 64).

CHAPITRE V

ANALYSE BACTÉRIOLOGIQUE

Bien que les organismes végétaux inférieurs de l'eau aient été traités dans le chapitre précédent, il semble cependant indiqué de consacrer à leurs formes les plus simples, aux *bactéries*, un chapitre spécial, d'autant plus que depuis une vingtaine d'années les bactéries ont acquis une importance particulière pour éclairer l'étiologie de certaines maladies. En outre, leur diagnose et leur dosage ne sont pas possibles à l'aide du microscope seul ; l'examen à l'aide de cet instrument doit en effet être précédé de certaines préparations, qui exigent un traitement spécial. Ce n'est que par la culture, c'est-à-dire par la production des colonies de ces organismes, que l'on peut découvrir pour les différentes espèces des signes distinctifs permettant de caractériser, d'après l'image microscopique, l'organisme que l'on a sous les yeux.

La variété des formes, les particularités de l'accroissement, les modifications du milieu nutritif, etc., sont les points qui, quant à présent, doivent aussi attirer l'attention. La classification des bactéries en familles n'est pas encore jusqu'à présent devenue définitive. Les opinions à ce sujet sont toujours partagées. Pour le but de cet ouvrage, il peut être suffisant de ne s'occuper provisoirement que des *formes*, telles qu'elles s'offrent dans l'image grossie. On trouve de petits corps ronds, les *microcoques*, qui, suivant leur disposition, sont appelés *staphylocoques* lorsqu'ils offrent l'apparence de grappes de raisin, ou *streptocoques* lorsqu'ils sont accolés les uns aux autres de façon à former des filaments. Cette dernière espèce est la plus rare dans l'eau. Nous devons voir dans les *coccus ovales* une forme intermédiaire conduisant aux bacilles, c'est-à-dire à la forme en bâtonnet. Chez ces organismes, le diamètre transversal est plus court que le diamètre longitudinal; la forme circulaire est cependant prédominante dans leur ligne marginale, ils offrent l'apparence d'ellipses.

La forme en bâtonnet, représentée par les *bacilles* proprement dits, constitue une autre forme de ces organismes. Les bacilles doivent leur nom à la différence de leurs diamètres. Il ne sera pas toujours possible d'indiquer d'une manière précise si de pareilles formes doivent être considérées comme des coccus ou des bâtonnets, parce que ces derniers présentent aussi parfois des extrémités arrondies. Ici, on ne pourra se prononcer qu'à la suite d'observations approfondies lors de la culture. D'un autre côté, le diamètre longitudinal, la forme anguleuse ou tronquée facilitent la diagnose. Les côtés longs du bâtonnet ne sont pas toujours limités par des lignes droites, maintes fois ils sont légèrement courbés en arc. Ces formes conduisent aux *vibrions*. Elles se rencontrent à l'état d'organismes isolés en forme d'arc, ou bien elles s'accolent les unes aux autres par leurs extrémités, en donnant naissance à des colonies spirali-

formes. Enfin, nous devons encore mentionner cette forme
en spirale, qui ne paraît pas composée de parties indépen-
dantes, mais semble constituer un véritable individu ; nous
voulons parler des *spirilles*.

Le corps des bactéries se compose d'un protoplasma recouvert d'une membrane cellulaire extrêmement ténue. Cette dernière n'est pas toujours visible sans un traitement préliminaire,
qui permet aussi de constater des différences dans la nature
du plasma. La propagation a lieu par simple division cellulaire, ou par production de spores, c'est-à-dire de formes
durables, grâce auxquelles ces organismes peuvent conserver la faculté de reproduction, même dans les conditions
vitales les plus défavorables. La formation de véritables
spores n'a pas été observée chez toutes les espèces de bactéries ; lorsqu'il en est ainsi, il se produit à l'intérieur de la
cellule, soit dans le milieu, soit à une des extrémités, un
changement dans le protoplasma, qui se manifeste par la formation d'un corpuscule rond ou ovale réfractant fortement la
lumière. Ce corps se distingue par une différence physique
ou chimique d'avec le contenu primitif de la cellule, en se
montrant plus résistant aux hautes températures et aux
agents chimiques, ou en se comportant autrement vis-à-vis
des réactifs colorés dont il sera question plus loin.

Origine des bactéries.

Parmi les différentes eaux qui sont employées comme
boisson et pour les usages domestiques, l'eau profonde arri-

vant au jour sous forme d'eau de source a toujours été l'objet
d'une préférence particulière, et cela à cause de la pureté
que lui fait attribuer son aspect extérieur. Et cependant cette
eau ne doit pas être considérée comme complètement à l'abri
d'une contamination par des bactéries. Sans doute, il n'y a
que des exceptions à la règle, qui exigent une discussion de la
valeur de l'eau à ce point de vue ; mais malheureusement une
pareille discussion est d'autant plus nécessaire que, par suite
des circonstances qui seront exposées plus loin, dans beaucoup de localités les exceptions sont plus fréquentes que la
règle. Si on se rappelle l'origine de l'eau profonde, on doit
admettre que la majeure partie de cette eau, celle qui provient des eaux météoriques, est primitivement exempte de
germes. La propriété filtrante du sol justifie cette opinion.
Cela est admissible non seulement pour les sols avec pores
fins, dont les canaux sont pour ainsi dire capillaires, mais
pour ceux avec pores larges, la nature s'étant ici servi d'un
moyen parfaitement approprié au but à atteindre, et assurant
le même résultat au bout d'un certain temps. De nombreuses
recherches ont démontré que les bactéries peuvent traverser
le sol, et on a constaté qu'elles ne peuvent pénétrer qu'à un
petit nombre de mètres de profondeur. Un pareil résultat ne
peut être attribué qu'à une filtration extrêmement active, qui
trouve son explication dans la présence de conduits capillaires dans le sol, dans leur structure et leur sinuosité. Si
l'étanchéité de ce filtre n'existe pas primitivement par suite
de conditions physiques, elle se produit au bout de peu de
temps, l'eau météorique entraînant de la surface du sol une

quantité de matières très fines, qui se déposent pendant son
suintement et servent à obstruer les larges pores du sol.
C'est de cette façon qu'un sol avec larges pores acquiert peu
à peu les propriétés d'un sol à pores fins, en se recouvrant
en quelque sorte d'une couche filtrante.

Il existe encore une circonstance défavorable à la conservation de la vitalité des bactéries à mesure que la profondeur
augmente. Des masses organiques sans vie, *indissoutes*, sont
également séparées prématurément par le processus de filtration, et la matière nutritive est ainsi soustraite aux bactéries;
tandis que d'un autre côté le surcroît d'activité de celles-ci
consomme les matières organiques *dissoutes* ou modifie leur
constitution, avant qu'elles soient arrivées à une certaine
profondeur. Si déjà ces circonstances agissent défavorable-
ment sur le développement des bactéries, les températures
relativement basses du sol, la diminution de l'oxygène et
l'augmentation de l'acide carbonique, en comparaison de
l'atmosphère extérieure, qui entravent l'expansion complète
de leurs activités vitales, sont encore plus défavorables.

Les causes pour lesquelles l'eau profonde n'est pas, malgré
cela, toujours trouvée exempte de bactéries doivent être cher-
chées dans une autre direction. La longueur du trajet souterrain
que cette eau parcourt n'est pas toujours suffisante pour qu'il
se produise une séparation complète des bactéries. Si, par
exemple, la couche de sol imperméable est située à une très
faible distance de la surface, le courant d'eau profonde se
meut dans la zone d'activité des bactéries et il entraîne
avec lui, notamment si la pente est forte, de nombreux

germes, comme c'est le cas pour un grand nombre de sources superficielles. Les puits de faible profondeur doivent toujours à ce point de vue être considérés comme suspects, si, le sol ayant été trouvé contaminé, ils fournissent une eau riche en germes.

Un autre mode de transport des bactéries est offert par les défauts d'étanchéité du filtre tellurique, résultant de causes extérieures ; les travaux effectués dans la terre approchent souvent très près de la zone de l'eau profonde ou la mettent à nu pour longtemps ; çà et là, les galeries pratiquées par différents animaux habitant dans le sol établissent une communication directe entre la surface de la terrre et l'eau profonde. Dans ces conditions, l'eau météorique suivra toujours la voie qui lui offre la plus faible résistance et elle est ainsi soustraite à toute filtration et épuration.

La contamination de l'eau profonde se produit le plus souvent dans les points où elle est puisée, par suite d'une disposition défectueuse et d'un mauvais entretien des fontaines. La captation défectueuse d'une source peut transformer la meilleure eau en une boisson malsaine et dangereuse, si elle laisse un facile accès aux immondices. Il est tout naturel que l'on cherche à capter l'eau dans le point le plus facilement accessible ; dans les pays accidentés, ce sera toujours dans le point le plus bas. On voit fréquemment, notamment à la campagne, des eaux ménagères et même le contenu de fosses à fumier s'écouler de points plus élevés dans le lieu de puisage de l'eau potable ou dans son voisinage. Les puits se trouvent fréquemment dans des conditions analogues. Afin

d'utiliser autant que possible la faculté de production de ces
derniers, non seulement l'accès de l'eau y a lieu par le fond,
mais encore on construit dans le même but la maçonnerie
des parois, de façon qu'elle soit perméable. Toute contamination du sol dans le voisinage du puits peut par conséquent
donner lieu à de dangereux mélanges avec des bactéries. Ce
genre de fontaine n'est point déjà par lui-même à recommander ; il faudra, dans tous les cas, apporter une attention
toute particulière au choix du lieu où il devra être établi, de
façon qu'il soit et reste à l'abri de toute contamination extérieure. On devra naturellement éviter le voisinage de liquides
malpropres. Il faut aussi ne pas oublier d'établir autour des
puits un pavage serré qui empêchera l'infiltration de l'eau
pluviale ou autre, tout en donnant à celle-ci la facilité de
s'écouler rapidement. Dès que l'eau est arrivée en contact
avec la surface du sol, elle est infectée de germes qui se multiplient très rapidement et l'altèrent profondément. Il arrive
fréquemment qu'une eau ainsi altérée vient se mélanger
directement au contenu d'un puits, qui est ainsi rendu mauvais ou inserviable. La funeste habitude que l'on a de laver
le linge dans le voisinage des puits, opération dans laquelle
il se répand sur le sol inévitablement une certaine quantité
d'eau, est surtout à blâmer, parce que, indépendamment de
ce que cela constitue une pratique peu propre, on peut aussi
craindre le mélange à l'eau de germes pathogènes.

Si donc la présence de schizomycètes constitue pour cette
eau une exception que l'on peut éviter, leur existence dans
les eaux superficielles doit être considérée comme la règle,

de sorte que nous les regardons pour ainsi dire comme des habitants des eaux.

L'activité vitale des bactéries dans la croûte terrestre est très grande et par suite leur multiplication y prend d'énormes proportions. Une partie de ces organismes est emportée par le vent avec la poussière et ainsi amenée à la surface des eaux. Mais beaucoup plus grand est le nombre de ceux qui sont entraînés par le mouvement de l'eau avec les particules du sol.

Très considérables sont aussi les masses de bactéries qui pénètrent dans l'eau avec des substances putrescibles, ou qui y sont apportées par des eaux résiduelles de différentes sortes.

Multiplication des bactéries dans l'eau.

Si ce qui vient d'être dit suffit pour expliquer pourquoi l'eau contient généralement des bactéries, le grand nombre de ces organismes trouve à son tour son explication dans la rapidité avec laquelle ils peuvent se multiplier dans ce milieu. Cette propriété fut signalée dès que l'on eut commencé à s'occuper de l'activité biologique de ces formes végétales inférieures ; une preuve *numérique* en est fournie par le procédé de culture sur plaques imaginé par *Koch*.

De nombreuses expériences ont montré que des germes inoculés dans un liquide nutritif favorable se multiplient en peu de temps dans des proportions énormes. On sera d'abord tenté d'attribuer cela à un excès de matière nutritive, mais cette observation a été aussi faite dans des expériences effectuées avec de l'eau ordinaire et même avec de l'eau distillée.

Ce dernier fait prouverait donc que la vie des bactéries ne réclame pour son entretien qu'une quantité d'aliments bien minime. Si l'on voulait admettre que la puissance de multiplication des bactéries dépend uniquement de l'existence de matière nutritive, on devrait logiquement conclure que dans les eaux infectées leur nombre devrait avec le temps s'accroître à l'infini, parce que l'on peut supposer qu'ici de la matière nutritive leur est toujours fournie en quantité suffisante. Mais l'expérience, comme aussi l'observation dans la nature ont montré qu'au bout d'un certain temps il y avait une diminution du nombre des germes. Ce n'est pas ici le lieu de nous étendre longuement sur les causes de ce fait ; nous dirons seulement que dans l'expérience de laboratoire il existe des conditions qui empêchent la continuation de la vie, comme, par exemple, la séparation par les germes eux-mêmes de produits nuisibles. Mais ce phénomène ne peut pas comme d'autres être utilisé pour l'observation dans des eaux exposées à l'air libre, parce qu'il est évident que ces substances subissent très promptement une dilution, qui les rend inactives. Comme chez tous les êtres vivants, c'est également ici la lutte pour l'existence qui assigne une limite. Les champignons inférieurs qui se trouvent dans l'eau ne sont pas tous de même espèce et par suite leurs besoins sont différents ; les plus faibles doivent céder aux plus forts, et les conditions extérieures venant à changer, les uns ou les autres reprennent le dessus, jusqu'à ce que finalement il s'établisse pour ainsi dire un état d'équilibre, l'état que nous constatons généralement dans nos expériences.

Une certaine richesse en bactéries constitue donc pour un grand nombre d'eaux une règle, avec laquelle nous devons compter. On fut amené par différentes raisons à s'occuper attentivement de ces organismes. On dut d'abord examiner les différentes espèces, en recherchant si elles avaient la propriété de donner naissance à des phénomènes pathologiques. A ce point de vue, la plupart des bactéries de l'eau sont, du moins d'après nos connaissances actuelles, de nature inoffensive ; cependant, il n'est pas impossible qu'il vienne s'y mélanger des formes pathogènes. Si une analyse bactériologique de l'eau est déjà indiquée par cela même, elle l'est aussi pour une autre raison, en tant qu'une richesse en bactéries dépassant la mesure ordinaire peut renseigner sur la nature et l'importance de la contamination existante. La connaissance des différentes espèces et de leurs conditions biologiques permet une conclusion sur leur origine, qui, fréquemment, malgré leur innocuité, dégoûte souvent de l'usage de l'eau, la rend parfois répugnante, même si son aspect extérieur n'en a pas encore souffert.

Recherche des bactéries.

Lorsqu'une eau renferme un très grand nombre de bactéries, on réussit souvent à s'assurer de leur présence en examinant une goutte d'eau au microscope à un fort grossissement et avec un diaphragme étroit. Une pareille constatation n'est cependant pas suffisante pour l'appréciation de l'eau au point de vue bactériologique. Abstraction faite de ce que cette

très simple méthode de recherche des bactéries ne peut jamais
conduire à une distinction satisfaisante des différentes espèces
dans le mélange de celles-ci, l'évaluation du nombre est liée
à des difficultés insurmontables, qui tiennent à la petitesse
des organismes, à leur mobilité éventuelle ou à des courants
capillaires qui se produisent sous le couvre-objet, la surface
du champ visuel observé offrant une étendue relativement
faible. C'est surtout à la découverte ingénieuse de *R. Koch*
que nous devons la possibilité de nous renseigner dans ces
deux directions, c'est-à-dire relativement au nombre et à l'espèce des bactéries ; *Koch* nous a en effet enseigné des
méthodes au moyen desquelles nous pouvons produire avec
tout germe isolé une famille d'organismes de même espèce.
Nous avons de cette façon la possibilité de reconnaître la présence de chaque bactérie, sous la forme d'une colonie qui
est déjà visible à l'œil nu, et en outre nous pouvons, en établissant une culture pure avec une pareille colonie, déterminer, de l'espèce de bactérie soumise à l'examen, les particularités qui conduisent à sa différenciation.

Le principe de la méthode de *Koch*, dont l'excellence a été
démontrée par de nombreux succès dans les directions les
plus diverses, est basé sur l'emploi d'un milieu nutritif qui,
à certaines températures, se présente à l'état liquide ou se solidifie en une masse immobile. *Koch* a trouvé le moyen convenable pour atteindre ce but dans la gélatine, qu'il convertit,
par addition de substance nutritive et transformation de sa
réaction chimique, en un milieu nutritif parfaitement approprié aux bactéries. Cette gélatine nutritive étant encore

liquide à des températures assez basses pour ne point entraver la vie des bactéries, on peut y disséminer des mélanges de celles-ci si uniformément qu'après la solidification tout germe soit fixé isolément et décèle son existence en donnant naissance à une colonie.

Précautions à prendre lors du prélèvement de l'eau.

L'énorme puissance de multiplication des bactéries ainsi que leur diffusion universelle exigent que, lors du prélèvement de l'eau destinée à l'analyse, on prenne certaines précautions, dont la négligence dans certaines circonstances conduit à un résultat erroné.

On prendra soin d'éviter un apport d'autres bactéries ou une multiplication de celles-ci avant le commencement de l'analyse. Il est donc indispensable que les vases destinés au prélèvement de l'eau soient exempts de bactéries ou que celles qui peuvent être présentes soient complètement éliminées par un lavage soigné. Comme pour l'échantillon d'eau destiné à l'analyse chimique, il faut ici également faire en sorte d'obtenir un échantillon moyen, en choisissant le lieu du prélèvement. Relativement à ce choix, on se basera sur les indications qui ont été données précédemment à propos de l'échantillon destiné à l'analyse chimique ; ici, les conditions locales devront surtout être l'objet de l'examen le plus sérieux. C'est pour cela qu'on conseille généralement de ne pas prendre l'échantillon à la surface, de toujours éviter de remuer le fond, et en outre de faire en sorte de rendre possible une comparaison

entre les points où la contamination bactérienne soupçonnée
n'a pas encore pu se produire et ceux où l'eau est uniformément mélangée avec les matières impures. Lorsqu'il s'agira
de rechercher une espèce déterminée de bactérie, il sera
nécessaire de se rapprocher aussi près que possible du point
d'origine de la contamination, et là de prélever les échantillons à la surface de l'eau, à une faible profondeur ou même
dans le dépôt, suivant les propriétés biologiques des bactéries ; les germes du choléra, par exemple, sont, par suite de
leur mobilité et de leur besoin d'oxygène, plus nombreux à
la surface de l'eau, les bactéries adhérentes aux corps en suspension se trouvent en plus grand nombre dans les matières
déposées au fond des eaux.

Comme vases convenables pour la prise d'échantillons, on a
recommandé de petits ballons de verre de 100 cm³ environ de
capacité, fermés avec de la ouate, ou des flacons de même
grandeur avec bouchon de verre ; ces vases, avant leur emploi,
doivent être *stérilisés* à l'aide du procédé qui sera indiqué
ultérieurement. Lorsque l'analyse des échantillons ne peut
pas être faite immédiatement et qu'avant leur arrivée au laboratoire il doit s'écouler un temps assez long, on a essayé, en
les emballant dans de la glace d'empêcher la multiplication
des bactéries. — Mentionnons ici un dispositif imaginé
dans le but de faciliter le transport des échantillons destinés
à l'analyse bactériologique. A l'une des extrémités d'un tube
de verre, on souffle une boule et on étire le tube qui s'y rattache de façon à le rendre capillaire. Après avoir chauffé la
boule, on plonge le tube capillaire dans de l'eau distillée ; par

suite de la diminution de pression résultant du refroidissement de la boule, celle-ci se remplit en partie. En chauffant avec précaution on vaporise l'eau, et, afin de fermer l'extrémité du tube capillaire, on la fond à la lampe. On a ainsi un appareil stérile et à peu près vide d'air. Si, sous l'eau, avec des ciseaux flambés, on fait sauter l'extrémité fermée du tube capillaire, la boule se remplit d'eau, et en refermant par fusion l'extrémité ouverte, on empêche l'accès des bactéries ambiantes. L'appareil est ensuite convenablement emballé dans une boîte en fer-blanc avec de la glace, afin d'empêcher la pullulation des bactéries, et il est alors tout prêt pour l'envoi. Dans le laboratoire, on fait avec une lime une entaille au point d'insertion du tube capillaire sur la boule et on casse ensuite le tube avec précaution. Par l'ouverture ainsi produite on prélève, à l'aide d'une pipette stérilisée (voy. p. 196), la quantité d'eau nécessaire pour l'analyse. Cette méthode présente cependant un inconvénient : la quantité d'eau recueillie est si petite qu'on ne peut que rarement la considérer comme un échantillon moyen [1].

Il est plus avantageux de prélever la petite quantité d'eau qui est nécessaire pour l'analyse bactériologique sur un grand échantillon du liquide. On a ainsi plus de chance d'obtenir

---

[1] [Dans son instruction relative au prélèvement des échantillons d'eau destinés à l'analyse bactériologique, le Comité consultatif d'hygiène publique prescrit pour cet objet un dispositif analogue à celui qui vient d'être décrit. On choisit un tube de verre vert de 6 à 8 millim. de diamètre intérieur et 2 à 2,5 millim. d'épaisseur, et on l'étire à la lampe d'émailleur en fragments de 20 centim. de longueur, en prenant soin de donner à la partie effilée de chaque extrémité une longueur de 2 à 3 centim. On ferme complètement une des extrémités et on laisse l'autre librement ouverte; on place le tube dans

un échantillon moyen. Il est, par suite convenable, d'employer pour cet objet une partie de l'eau recueillie pour l'analyse chimique. Mais alors se présente la difficulté de la stérilisation de grands vases. Pour débarrasser ces derniers des germes qu'ils peuvent contenir, on peut y verser quelques centimètres cubes d'acide sulfurique concentré, avec lesquels on lave complètement les parois du vase et qu'on rejette au moment de la prise d'échantillon, en lavant ensuite le vase avec soin à plusieurs reprises. Ce procédé est incertain, parce qu'on n'est jamais absolument sûr que la stérilisation est complète. Cependant on doit admettre, d'après les expériences de *Heyroth*, que, le nettoyage étant fait avec soin peu de temps avant le prélèvement, les bactéries ne sont pas si fortement adhérentes à la paroi de verre, pour qu'elles ne puissent pas être éliminées par un lavage énergique, si celui-ci est effectué à fond à six reprises différentes.

[Pour le prélèvement de l'eau à des profondeurs variables et déterminées, on se sert à l'observatoire de Montsouris de l'appareil représenté par la figure 65, lequel consiste en un flacon A, au col duquel est fixée une pince B; les extrémités recourbées de celle-ci portent chacune un fil métallique, dont l'un, C, sert pour suspendre l'appareil, et l'autre, D, porte un

une gouttière en toile métallique et on chauffe au rouge sur toute la longueur en même temps à l'aide d'une grille à gaz ou de charbons incandescents. Lorsque tout le tube est ainsi chauffé au rouge sombre, on ferme au chalumeau l'extrémité laissée ouverte et on laisse refroidir. On a ainsi un récipient partiellement vide d'air et absolument stérilisé. Pour prélever l'échantillon on procède comme avec le tube à boule décrit plus haut, c'est-à-dire que sous l'eau on brise l'une des effilures du tube, en refermant ensuite celle-ci à la lampe après que le tube s'est rempli et a été retiré de l'eau.]

contrepoids. Le fil suspenseur C est muni d'anneaux espacés de 50 en 50 cm. et sur la pince B est fixé un obturateur à ressort E, qu'on soulève au moyen d'un fil H, lorsque l'appareil est descendu à la profondeur voulue. Avant de se servir de l'appareil, il faut avoir soin de stériliser le flacon,

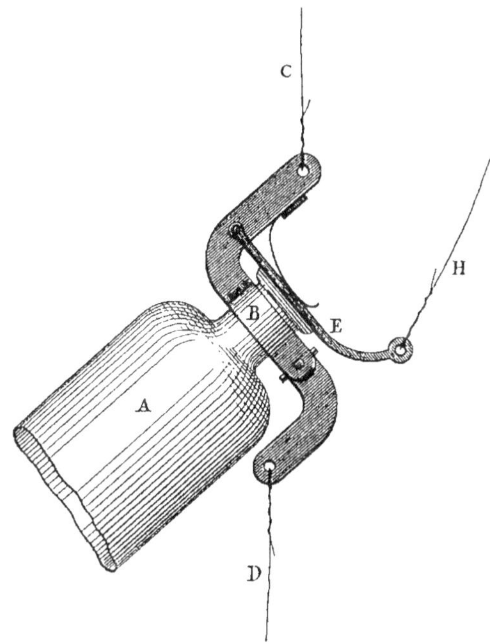

Fig. 65. — Appareil pour le prélèvement des échantillons d'eau à différentes profondeurs.

en procédant comme il vient d'être dit, ainsi que son armature en la passant dans une flamme.]

Les bactéries se multipliant au bout de très peu de temps, il est nécessaire de commencer l'essai bactériologique de l'eau, si c'est possible, sur les lieux mêmes, aussitôt après le prélèvement, ou au moins au bout d'un espace de temps aussi court que possible ; quelques heures de retard suffisent parfois pour influencer le résultat de l'analyse ; ce danger existe notamment lorsque l'eau recueillie a une température un peu élevée ou lorsque, pendant le transport, elle est exposée à une pareille température. En pareil cas, il ne faut pas manquer de se hâter.

Avant d'entrer dans la description de la méthode d'analyse bactériologique de l'eau, nous devons d'abord décrire le mode de préparation des milieux nutritifs, à l'aide desquels les bactéries peuvent être cultivées isolément et observées dans le développement de leurs manifestations biologiques.

Préparation des milieux nutritifs.

Il est évident qu'en présence de la diversité des espèces de bactéries, les exigences de celles-ci, relativement à la consistance et à la composition de la matière nutritive, doivent être différentes.

Les milieux nutritifs dont il est question dans les pages suivantes, répondent généralement aux exigences de la plupart des bactéries qui se rencontrent dans l'eau. Mais il n'est pas impossible que çà et là il soit nécessaire d'y apporter des modifications, dont le sens sera indiqué par les observations que, pendant l'expérience, on recueillera en étudiant à fond l'espèce déterminée soumise à l'examen.

1. Gélatine nutritive.

Pour préparer la gélatine nutritive, on prend 500 gr. de viande dégraissée, hachée ou râpée, et l'on verse par-dessus 1 litre d'eau distillée. Après avoir brassé le mélange avec soin, on l'abandonne à lui-même pendant douze à vingt-quatre heures dans un lieu froid, en été dans une glacière. On sépare ensuite les morceaux de viande d'avec l'eau, en faisant à l'aide d'un entonnoir couler l'eau à travers une étamine bien propre et exprimant ce qui reste d'eau à l'aide de la main ou d'une presse, jusqu'à ce que l'on ait obtenu 1 litre environ de liquide. Celui-ci (*eau de viande* ou *bouillon*) renferme les éléments de la viande qui sont entrés en dissolution. On arrive au même but en un temps plus court en faisant bouillir pendant deux heures environ, avec de l'eau (1 litre), la viande hachée (500 gr.). On laisse ensuite refroidir le tout complètement, afin que la graisse se solidifie. Par filtration, on élimine celle-ci, ainsi que la viande, et avec de l'eau distillée on complète le volume à 1 litre.

Au bouillon on ajoute 100 gr. de gélatine comestible blanche du commerce, de première qualité, 10 gr. de peptone sèche et 5 gr. de sel marin.

Afin de favoriser la dissolution de la gélatine, il est nécessaire de commencer par la ramollir. Le mélange est donc abandonné à la température de l'appartement jusqu'à ce que la gélatine soit gonflée. On chauffe ensuite avec précaution au bain-marie jusqu'à ce que les substances ajoutées soient complètement dissoutes, mais sans dépasser la température à laquelle les corps albuminoïdes présents peuvent se coaguler (50-60°).

La gélatine a une réaction acide qui n'est pas favorable au développement d'un grand nombre de bactéries. Pour détruire cette réaction, on ajoute avec précaution, à l'aide d'un compte-gouttes, en agitant, une solution saturée de carbonate de sodium, jusqu'à ce que le liquide soit neutre, c'est-à-dire ne rougisse plus le papier de tournesol bleu et ne bleuisse plus le papier rouge. Pour séparer les matières albuminoïdes dissoutes, on ajoute à la gélatine nutritive non encore achevée le blanc d'un œuf, et on la chauffe à 100° au bain-marie, pendant une à deux heures. Il est convenable d'effectuer cette opération dans un ballon de verre ; le blanc d'œuf coagulé nage alors sous forme de flocons au sein du liquide et se dépose en partie sur la paroi du vase. A la suite de ce traitement, il arrive souvent que le liquide redevient acide ; c'est pour cela qu'il faut s'assurer de nouveau de la réaction de la gélatine et la ramener, au moyen de carbonate de sodium, à une réaction faiblement alcaline, de façon qu'elle bleuisse très légèrement le papier de tournesol rouge.

Afin de rendre la gélatine transparente, on la filtre bouillante sur un filtre double. On l'empêche de se coaguler pendant cette filtration, en chauffant de temps en temps l'entonnoir avec précaution à l'aide de la flamme d'un bec de Bunsen. Si la filtration est très lente, ce mode de chauffage est insuffisant ; en outre, l'entonnoir de verre ainsi chauffé se brise facilement, et toute la peine que l'on avait prise jusqu'à ce moment se trouve perdue. Il est donc préférable de se servir de l'entonnoir à eau bouillante représenté par la figure 66. C'est un entonnoir en fer-blanc à double paroi, auquel est adapté un tube clos. L'espace limité par les deux parois et le tube est en partie rempli d'eau par l'ouverture qui se trouve sur le bord supérieur de l'appareil, et l'eau est maintenue en ébullition au moyen d'une flamme placée sous le tube. La cavité de ce dispositif reçoit l'entonnoir de verre.

Lorsque la gélatine filtre tout à fait claire et que des échantillons bouillis plusieurs fois ne se troublent plus, on la répartit dans de petits tubes à essais.

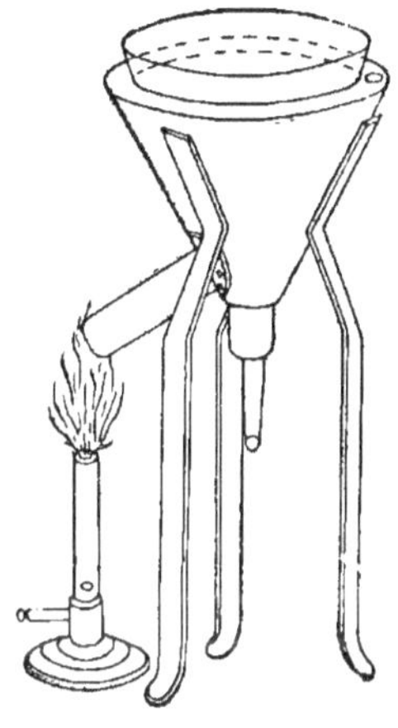

Fig. 66.
Entonnoir à filtrations chaudes.

Il est convenable de toujours avoir dans ces tubes des quantités à peu près égales à 8-10 cm³. Pour arriver commodément à ce résultat, *Treskow* a imaginé l'ingénieux appareil représenté par la figure 67. En tournant convenablement le robinet, qui est à trois voies, on remplit d'abord le tube gradué et ensuite on fait écouler son contenu dans le petit tube à essais. Dans cette opération, il faut avoir bien soin d'éviter de mouiller la partie supérieure de la paroi interne du tube, parce que autrement le tampon de ouate avec lequel le tube devra être fermé s'y collerait et ne pourrait ensuite être que difficilement enlevé.

Il faut faire tout son possible pour éviter une altération de
la pureté de la gélatine, dont les germes qu'elle pouvait
contenir ont été détruits par l'ébullition. Il faudra pour cela

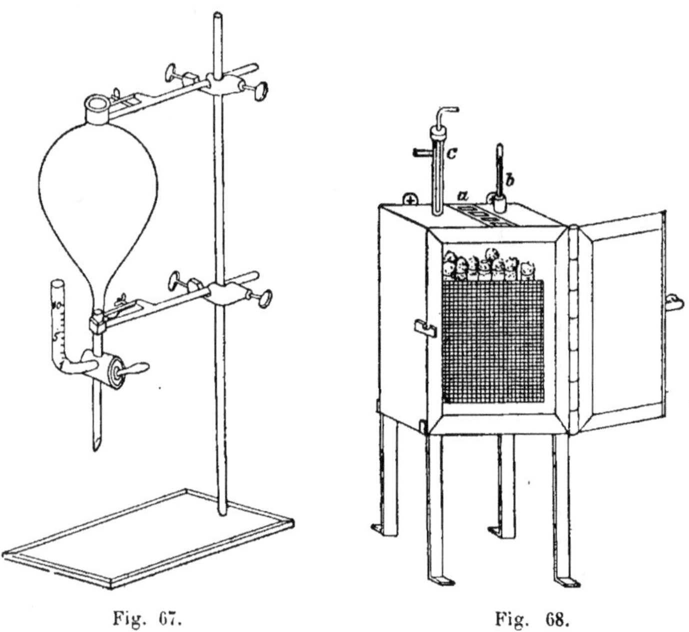

Fig. 67.

Appareil de Treskow pour la mise
en tubes de la gélatine nutritive.

Fig. 68.

Étuve à air chaud.

la mettre à l'abri des bactéries ; dans ce but, on veillera à ce
que l'appareil employé pour le remplissage des tubes soit d'une
propreté irréprochable, et en outre on fera subir à ces derniers une préparation convenable. Les tubes sont nettoyés à
fond avec une brosse et de l'eau, puis lavés à l'eau distillée,
desséchés et ensuite fermés avec un tampon de ouate. Les

tubes, placés dans un gobelet de verre ou dans un panier en toile métallique, sont introduits dans une étuve à air chaud (fig. 68), où on les maintient pendant une heure environ à la température à 150°, afin de les stériliser. A cette température, la ouate brunit légèrement. L'étuve est une boîte en tôle à double paroi, qui est chauffée au moyen d'un bec de gaz placé par-dessous. A sa surface supérieure, elle est munie en *a* d'un registre pour la ventilation. Un thermomètre *b*, dont la boule se trouve à l'intérieur de l'appareil, sert pour contrôler la température ; la chaleur est réglée au moyen du thermorégulateur *c*, dont la description sera donnée ultérieurement (voy. p. 239).

La gélatine mise en tubes doit finalement être encore stérilisée définitivement, afin d'anéantir les germes qui ont pu s'y mélanger pendant les dernières opérations. Dans ce but, les petits tubes la contenant sont chauffés pendant une heure au milieu d'un courant de vapeur. On se sert pour cela de poêles à vapeur. La figure 69 représente la forme la plus simple de ces appareils. La surface de l'eau est séparée de la capacité où a lieu la stérilisation par une grille sur laquelle sont déposés les objets à stériliser, placés eux-mêmes dans un support en fer-blanc. Un thermomètre, dont la boule se trouve à l'intérieur de l'appareil, indique la température qui y règne. L'eau est chauffée et réduite en vapeur au moyen d'une flamme de gaz ou de tout autre dispositif de chauffage. Cet appareil aurait l'inconvénient que dans certaines conditions l'air ne se dégage pas complètement par l'ouverture qui se trouve sur le couvercle, parce qu'il est spécifiquement plus lourd que la vapeur d'eau. Les propriétés stérilisantes

d'un mélange de cette dernière et d'air ne sont pas aussi
énergiques que celles de la vapeur d'eau pure à 100°. C'est
pour cela qu'on a disposé l'appareil de façon que la vapeur
pénètre par en haut dans la capacité où a lieu la stérilisation,

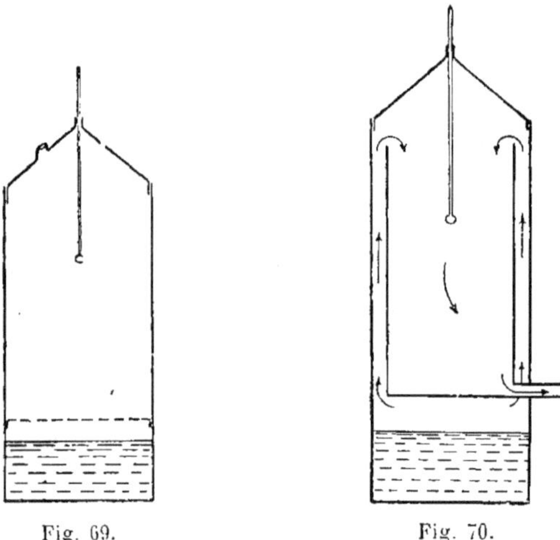

Fig. 69.   Fig. 70.

Poêles à vapeur pour la stérilisation de la gélatine nutritive.

et s'en dégage par sa partie inférieure. Le dessin schéma-
tique ci-joint (fig. 70) montre un dispositif très simple construit d'après ce principe. Afin d'éviter des pertes de chaleur,
il faut avoir soin d'entourer ces appareils de corps mauvais
conducteurs (feutre, amiante, etc.).

2. Agar nutritif.

L'agar, aussi appelé agar-agar, ou gélose, est une substance gélatineuse provenant de différentes espèces d'algues
marines; mélangé avec d'autres matières nutritives, il con-

stitue un milieu nutritif très convenable dans un grand
nombre de cas. Le point de fusion de l'agar est un peu
plus élevé que celui de la gélatine; il est voisin du point
d'ébullition de l'eau, tandis que sa coagulation commence à
40° environ. Cette différence fait de ce milieu nutritif une
préparation indispensable en maintes circonstances.

Comme il est très difficile d'obtenir l'agar clair par filtration, on fera tout son possible, lors de la préparation de ce
milieu nutritif, pour éliminer avant l'addition de l'agar les
éléments insolubles des substances qui doivent y être mélangées. Ici, comme pour la gélatine nutritive, le bouillon
forme aussi la base de la préparation. Ce dernier est préparé d'après l'une ou l'autre des méthodes décrites précédemment, avec addition des mêmes quantités de peptone
(1 p. 100) et sel marin (0,5 p. 100). Afin d'éliminer tous les
corps albuminoïdes précipitables, le mélange de bouillon, de
peptone et de sel à réaction acide est chauffé pendant une
heure, sans neutralisation préalable, dans le poêle à vapeur,
et, lorsqu'il est refroidi, il est filtré sur du papier. A ce
liquide on ajoute, par litre, 10 ou tout au plus 20 gr. d'agar.
Ce dernier est livré au commerce sous forme de poudre, de
bandelettes ou de baguettes quadrangulaires; dans les deux
derniers cas, il faut préalablement le diviser à l'aide de
ciseaux. On le fait dissoudre dans le bouillon peptonisé par
chauffage à feu nu, ou mieux dans le poêle à vapeur, afin
d'éviter une concentration du liquide.

Maintenant, on transforme la réaction acide en une réaction légèrement alcaline en ajoutant, comme on l'a expliqué

précédemment, une solution saturée de carbonate de sodium. Afin de précipiter toutes les substances qui ultérieurement peuvent donner lieu à des troubles, on chauffe le tout pendant deux heures dans le poêle à vapeur.

La filtration du mélange nutritif ainsi obtenu est difficile et longue, à cause de la consistance et de la facile coagulabilité de l'agar; elle doit être faite à l'aide d'un filtre à plis double, et l'on ne manquera pas de se servir pour cette opération de l'entonnoir à eau chaude.

On peut plus commodément obtenir la clarification en laissant refroidir la masse bouillante assez lentement, afin de donner aux particules flottantes un temps suffisant pour se déposer au fond du liquide. A cet effet, on opère la dissolution de l'agar dans le bouillon peptonisé, ainsi que l'alcalisation dans un grand gobelet de verre, et, après le chauffage dans le poêle à vapeur indiqué précédemment, on laisse refroidir tout doucement le contenu du vase. Afin de pouvoir retirer du gobelet de verre le cylindre d'agar ainsi obtenu, on le fait fondre à sa surface en plongeant le gobelet dans l'eau bouillante. A l'aide d'un couteau, on retranche la masse d'agar dans laquelle se sont rassemblés les éléments insolubles; l'autre partie est prête pour être mise en tubes, après avoir été de nouveau liquéfiée. Le remplissage des tubes se fait comme il a été dit à propos de la gélatine; après une nouvelle stérilisation d'une heure dans le poêle à vapeur, on laisse refroidir et solidifier le mélange nutritif, et les tubes d'agar sont alors prêts pour l'usage.

Plusieurs espèces de bactéries prospèrent mieux sur l'agar

nutritif lorsque celui-ci est additionné de glycérine. Cette dernière est alors ajoutée au bouillon filtré avant la dissolution de l'agar, et ordinairement dans la proportion de 6 p. 100.

3. Bouillon nutritif.

Le bouillon de viande lui-même est employé comme milieu nutritif liquide, sans addition de gélatine ou d'agar. On l'obtient comme il a été dit précédemment à propos de la préparation des deux milieux dont il vient d'être question. On épuise avec un litre d'eau distillée 500 gr. de viande sans graisse, finement hachée ou râpée, opération que l'on effectue à froid ou en chauffant pendant deux heures, en ayant soin dans ce dernier cas de ramener le liquide au volume primitif; on ajoute ensuite 10 gr. de peptone et 5 gr. de sel marin, puis on rend le tout légèrement alcalin avec du carbonate de sodium. Après refroidissement, on sépare à l'aide d'une étamine les particules de viande et la graisse, et l'on chauffe le liquide pendant une heure environ dans le poêle à vapeur, afin de séparer les matières albuminoïdes précipitables qui peuvent encore être présentes, et, si c'est nécessaire, on rend de nouveau le liquide alcalin. Après filtration sur un double filtre à plis, on met le bouillon limpide dans de petits tubes à essais, où on le stérilise de nouveau.

4. Sérum sanguin.

L'élément séreux du sang constitue pour les recherches bactériologiques un mélange nutritif important. Pour l'obtenir à l'état stérile, il faut prendre les précautions suivantes. Des éprouvettes assez hautes et pas trop étroites sont bouchées avec un tampon de ouate et stérilisées dans l'étuve à air chaud mentionnée précédemment (p. 195). Lorsqu'on met à mort des animaux, on laisse d'abord écouler le premier jet de sang et on recueille celui qui vient ensuite dans l'éprouvette, après avoir enlevé avec précaution le bouchon de ouate, en ayant bien soin d'éviter de toucher l'extrémité inférieure de ce dernier. On porte ensuite l'éprouvette remplie de sang dans une glacière ou autre local froid, où on l'abandonne au repos jusqu'à coagulation complète. Le sérum clair qui surnage le caillot est aspiré à l'aide d'une pipette de 10 cm³ de capacité, qui a été dépouillée de germes de la même manière que l'éprouvette, et il est versé dans de petits tubes à essais stérilisés, munis d'un bouchon de ouate.

Si l'on maintient ce sérum pendant longtemps à une température de 65 à 68°, il se solidifie en une masse transparente. Le temps nécessaire pour cela varie suivant la provenance du sang; le sérum du mouton se coagule le plus rapidement, celui du veau le plus lentement. Il faut veiller à ce que la coagulation ait lieu dans le voisinage des températures indiquées; si elle se produit au-dessus de 70°, il se forme une masse trouble, laiteuse, dépourvue de transparence, qui est moins convenable pour les cultures. Pour effectuer commodément cette opération et pouvoir la surveiller, on se sert de l'appareil représenté par la figure 71. La boîte en fer-blanc est formée de deux parois entre lesquelles se trouve de l'eau, par la température de laquelle l'intérieur de l'appareil est porté et maintenu au degré de chaleur désiré. La surface sur laquelle sont déposés les tubes présente une certaine inclinaison, afin que le sérum se solidifie de biais,

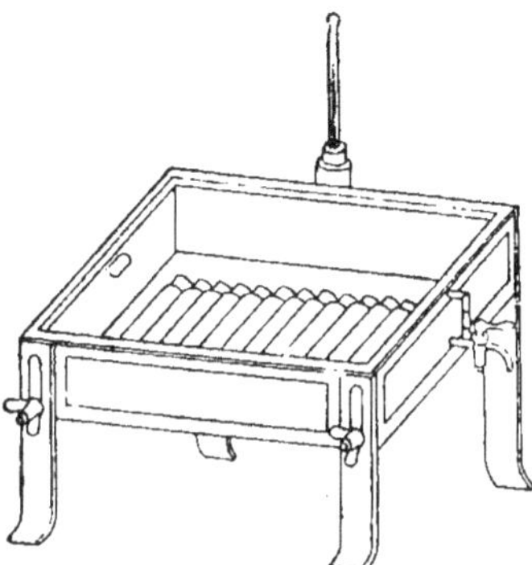

Fig. 71. — Appareil pour la coagulation du sérum sanguin.

parce que sous cette forme il offre à la culture une plus grande surface.

Si l'on a procédé avec tout le soin nécessaire en recueillant le sang et mettant le sérum dans les tubes, la majeure partie de ces derniers sera exempte de germes. C'est ce qui a lieu lorsque, après une exposition de plusieurs jours à la température d'incubation (voy. p. 239), le contenu des tubes ne présente aucun trouble. Pour plus de certitude, il est préférable de stériliser le sérum, en le chauffant pendant plusieurs jours successifs, durant une à deux heures, à 56°, et ensuite l'exposant de nouveau à la température d'incubation. Les bactéries sont ainsi détruites. Si cela réussit à une température relativement basse, c'est que les spores

qui ont pu y tomber prennent la forme végétative, sous
laquelle elles sont fâcheusement influencées dans leur activité
biologique dès la température de 56°.

On peut pratiquer cette *stérilisation discontinue* avant de
produire la coagulation, et on le fera toujours lorsque le
sérum doit être employé comme milieu nutritif *liquide*.

Une autre méthode de stérilisation du sérum consiste à
l'additionner, dans le petit tube qui le renferme, d'un peu de
chloroforme et à le mélanger avec ce dernier par agitation.
Après évaporation du chloroforme, le milieu nutritif peut
être employé. Si c'est nécessaire, on produit sa coagulation
comme il a été dit précédemment. Pendant l'addition et
l'évaporation du chloroforme, il faut se mettre à l'abri de la
lumière solaire, parce que sous son influence le chloroforme,
en présence d'eau, se transforme en acide chlorhydrique et
phosgène ($COCl^2$). Ces deux substances sont nuisibles au
développement des bactéries.

5. Pommes de terre.

A l'état cuit, la pomme de terre constitue un milieu
nutritif tout à fait convenable pour un grand nombre de
bactéries. Différents moyens ont été proposés pour lui donner
une forme appropriée à cet usage. Suivant l'indication de
Koch, on a d'abord employé la pomme de terre tout entière
avec son écorce. A cette dernière, il adhère encore des restes
de terre, dans laquelle se trouvent des spores très résistantes.
Pour éliminer ces dernières et les rendre inoffensives, il est
nécessaire, avant la stérilisation proprement dite par coction,

de faire subir à la pomme de terre une préparation préliminaire, qui a pour but l'élimination ou l'anéantissement des germes adhérant à la surface. De son écorce, on enlève d'abord, à l'aide d'un couteau, en creusant une cavité conique, les points endommagés et les germes. La pomme de terre est ensuite brossée fortement dans l'eau courante à l'aide d'une brosse dure, afin d'éliminer les particules de terre qui y sont restées adhérentes. Après un séjour de une heure environ dans une solution de sublimé à 1 p. 1000 (1 gr. de sublimé dissous dans 1 litre d'eau distillée additionnée de 5 cm³ d'acide chlorhydrique), la pomme de terre est exposée pendant *une* heure dans le poêle à vapeur, à l'action d'un courant de vapeur à 100°. Après refroidissement, on la retire du poêle, puis on la coupe par le milieu à l'aide d'un couteau flambé et refroidi, et on la porte dans la *chambre humide* qui sera décrite ultérieurement (p. 212), en l'y plaçant de façon que les surfaces de section soient tournées par en haut. Pendant ces manipulations, la pomme de terre ne doit être saisie qu'avec des doigts qui ont été préalablement trempés dans une solution de sublimé offrant la composition indiquée précédemment. Comme le sublimé empêche le développement des bactéries, il faut avoir bien soin de ne pas mouiller avec sa solution les surfaces destinées à la culture.

Esmarch a indiqué une méthode très commode pour la préparation de ce milieu nutritif. On coupe une pomme de terre brute sous forme de disques, et on place ceux-ci dans des boîtes en verre, après avoir enlevé l'écorce. On stérilise le tout pendant une heure dans le poêle à vapeur. En stérili-

sant les boîtes de verre dans l'étuve à air chaud, on
obtiendra plus sûrement un produit exempt de germes;
cependant cela n'est pas absolument indispensable, parce
qu'on doit attendre de l'action de la vapeur une destruction
complète des germes.

La culture sur pomme de terre dans des tubes à essais
est tout à fait convenable, parce que de cette façon les impuretés venant de l'extérieur sont tenues éloignées de la manière
la plus efficace. Cette méthode a été inaugurée par *Bolton,
Globig* et *Roux*. A l'aide d'un perce-bouchon on coupe dans
une pomme de terre un cylindre, aux deux extrémités duquel
on retranche l'écorce et qu'ensuite on partage en deux moi-
tiés par une section oblique, afin d'avoir sur chacune de ces
dernières une surface plane plus étendue. On introduit
chaque moitié dans un petit tube à essais que l'on bouche
avec un tampon de ouate, et on stérilise le tout pendant une
heure dans le poêle à vapeur. Ici, il est également convenable de détruire préalablement les germes que peut contenir le tube, en l'exposant dans l'étuve à air chaud. Pendant cette préparation de la pomme de terre, il se rassemble
toujours au fond du tube de l'eau de condensation, qui est
gênante lors de l'emploi de ce milieu nutritif. Pour faire
disparaître cet inconvénient, *Roux* a fait confectionner de
petits tubes qui sont munis d'un étranglement annulaire à
1 cm. au-dessus de leur fond. *Hüppe* avait préservé la pomme
de terre du contact de l'eau en la plaçant sur de la ouate, et
Günther éloignait l'eau de condensation au moyen d'un petit
tube court sous-jacent.

La réaction chimique de la pomme de terre n'est pas toujours la même ; elle est généralement très faiblement acide. Dans un grand nombre de cas, il est aussi convenable de rendre alcalin ce milieu nutritif. A cet effet, on place les tubes contenant la pomme de terre ou les disques de celle-ci dans une solution très étendue de carbonate de sodium, où on les laisse séjourner pendant une demi-heure.

Pratique de l'analyse bactériologique de l'eau.

A l'aide des milieux nutritifs dont il vient d'être question, il sera facile de reconnaître si l'eau renferme ou non des bactéries, s'il ne s'agit que de ces dernières. Si l'on mélange l'eau avec ces milieux ou si on la laisse en contact pendant un certain temps avec leur surface, le développement des bactéries, les conditions extérieures (température) étant favorables, produira dans le milieu nutritif des changements parfaitement visibles, qui sont l'indice de la présence de ces organismes. Cependant, cette observation générale suffira très rarement pour l'appréciation d'une eau au point de vue bactériologique ; il est presque toujours nécessaire d'isoler les germes.

1. Isolement des germes.

Comme on l'a déjà dit précédemment, il n'est pas possible de rendre suffisamment accessible à l'observation et à l'étude un germe à l'état isolé ; on n'atteindra le but désiré que si,

à la faveur de son aptitude à pulluler, on peut lui faire donner naissance à une famille d'individus de même espèce, à
une colonie. Par les méthodes de dilution dans des milieux
nutritifs liquides autrefois usitées, on était sans doute aussi
en position d'obtenir à l'état isolé différentes espèces avec un
mélange de bactéries et ce sont ces méthodes qui ont fourni
le premier motif d'une classification; cependant, c'est seulement à la découverte de *Koch*, qui repose sur l'emploi de
milieux nutritifs solidifiables et transparents, que nous
devons de pouvoir nous livrer sous ce rapport à une étude
complète des matières contenant des bactéries.

Plaque de gélatine ou d'agar.

Si l'on mélange une quantité d'eau déterminée avec de la
gélatine liquéfiée et si l'on verse celle-ci sur une plaque de
verre, les différents germes sont disséminés sur une grande
surface et y donnent naissance à des colonies. Chaque colonie correspond, par conséquent, primitivement à *une* bactérie. Mais cela n'a lieu que si l'on prend certaines précautions.

D'abord, l'échantillon d'eau doit avant le mélange avec la
gélatine, être vigoureusement agité. Les bactéries adhèrent
généralement en grand nombre à des éléments organiques
en suspension; dans certaines circonstances, notamment
dans les eaux stagnantes, elles sont réunies en colonies sus-
pendues les unes aux autres. On cherche à séparer et à disséminer dans l'eau ces organismes en soumettant cette
dernière, comme il vient d'être dit, à un mouvement éner-

gique et généralement on atteint le but désiré d'une manière suffisante.

En même temps, on liquéfie la gélatine en plongeant les petits tubes pendant un temps suffisant dans de l'eau à 37°, opération pendant laquelle il faut avoir bien soin d'éviter de mouiller le tampon de ouate. On ajoute ensuite, de l'eau à analyser, une quantité déterminée, dont le volume est mesuré à l'aide d'une pipette de 1 cm³ divisé en dixièmes. Les pipettes doivent, avant chaque série d'analyses, être stérilisées pendant une heure dans l'étuve à air chaud, où elles sont placées enfermées dans une boîte en fer-blanc ou dans une éprouvette bouchée avec un tampon de ouate. Ainsi enfermées, elles demeurent assez longtemps stériles ; lorsqu'on les manie, il faut seulement faire attention à ne toucher avec les doigts que l'extrémité supérieure. On pourra se demander combien il faut employer d'eau pour l'analyse. En général, on ne dépassera jamais 1 cm³, parce que des quantités plus grandes pourraient empêcher la coagulation de la gélatine. Pour se faire une idée de la quantité des bactéries renfermées dans l'eau, on peut évaporer à une très douce chaleur sur un couvre-objet *une* goutte de l'eau soumise à l'examen, puis la colorer à l'aide des méthodes dont il sera question plus loin (voy. p. 230 et suiv.) et d'après l'image donnée par le microscope, se rendre compte de la densité plus ou moins grande de la couche des bactéries. Cette appréciation implique la subjectivité de chacun ; l'habitude est la meilleure conseillère. L'expérience a appris que pour les eaux de source et de puits et pour les eaux superficielles purifiées (filtrées), le volume de 1 cm³ n'est pas trop grand, mais que pour l'eau exposée à l'air libre il doit être abaissé à 0,5, 0,2 ou 0,1 cm³. Si l'aspect de l'eau ou l'examen des conditions locales font soupçonner une contamination particulièrement forte, il faut procéder à des dilutions. Celles-ci doivent toujours être faites avec de l'eau distillée qui a été stérilisée par un séjour d'une demi-heure dans le poêle à vapeur ou par une ébullition prolongée pendant le même temps. On verse, par exemple, à l'aide d'une pipette, dans un tube à essais, 10 cm³ de cette eau distillée stérile, on en enlève 1 cm³ et on ajoute ensuite 1 cm³ de l'eau à analyser. Si l'on emploie pour l'inoculation 0,1 cm³ du mélange, cette quantité correspond par suite à 0,01 cm³ de l'eau à analyser. Il est évident que le tube et les pipettes dont on se sert pour la dilution doivent avoir été préalablement stérilisés. En effectuant le mélange avec de plus grandes quantités (par exemple 100 : 10), on obtient de meilleurs résultats.

Afin d'obtenir une dissémination uniforme des bactéries dans la gélatine, celle-ci doit être mélangée convenablement avec l'eau ajoutée. Dans ce but, on incline le tube en tous sens et on le roule entre les doigts, en ayant bien soin de ne pas donner naissance à des bulles d'air et d'éviter de mouiller le tampon de ouate.

Lorsqu'on verse la gélatine sur la plaque de verre, il ne faut pas qu'elle tombe de celle-ci et elle doit s'y solidifier rapidement. A l'aide de l'appareil représenté par la figure 72, on peut satisfaire à ces deux conditions. Sur un trépied à vis calantes est placé un cristallisoir, qui est recouvert avec

une plaque de verre. Lorsqu'on a rempli le cristallisoir avec
de l'eau glacée, afin de refroidir la plaque de verre, on place
celle-ci tout à fait horizontalement à l'aide des vis calantes et
d'un niveau d'eau. On peut maintenant se servir de l'appareil ; en plaçant par-dessus une cloche de verre, on empêchera les germes contenus dans l'air de tomber sur la
gélatine qui sera ultérieurement déposée sur la plaque.

La gélatine liquéfiée est versée sur des plaques découpées
dans du verre à vitres blanc ; les dimensions les plus convenables pour ces plaques sont 14 cm. de longueur sur 10 de
largeur. Elles doivent naturellement, avant leur emploi, être
rendues stériles. A cet effet, on les place dans une boîte en
fer-blanc et on les expose dans celle-ci, pendant une heure, à
la chaleur sèche de l'étuve à air chauffée à 150°. Si l'on
opère avec précaution, les plaques restent longtemps stériles ;
il est cependant convenable de les stériliser avant chaque
série d'analyses. Pour les conserver dans cet état jusqu'au
moment de s'en servir, il faut complètement éviter de toucher
la face sur laquelle la gélatine doit être déposée. On saisit la
plaque avec précaution par ses bords et on la place sous la
cloche de l'appareil représenté par la figure 72. Du tube dans
lequel se trouve la gélatine liquéfiée et inoculée avec l'eau à
essayer, on enlève le tampon de ouate et on chauffe son
orifice à une flamme. Tenant le tube dans la main en position
inclinée, afin d'empêcher qu'il n'y tombe des germes de l'air,
on attend que la partie chauffée se soit refroidie, puis on
verse la gélatine sur la plaque de verre et on couvre celle-
ci avec la cloche. En vue de la numération ultérieure des

germes qui se seront développés, il est bon de donner à la
surface de la gélatine une forme convenable; on peut dans
ce but, à l'aide de l'extrémité ouverte (encore stérile) du petit

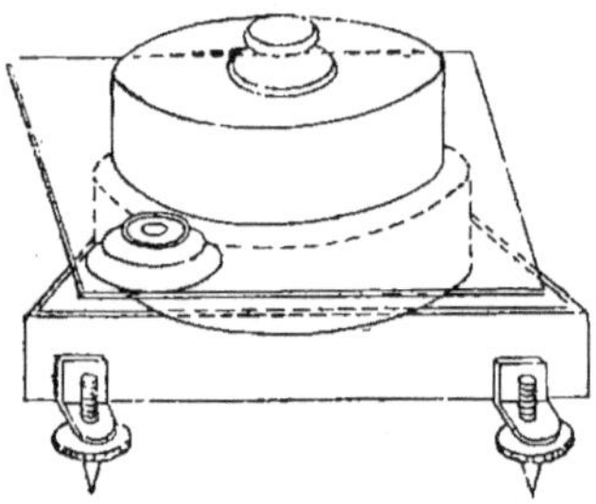

Fig. 72. — Appareil pour le coulage des plaques de gélatine.

tube, la façonner en un rectangle avec côtés parallèles aux
bords de la plaque de verre.

Dès que la gélatine est solidifiée, on transporte la plaque,
en ne la touchant encore avec précaution que sur les bords,
dans la *chambre humide*. Sous le nom de chambre humide,
on désigne un espace dans lequel l'air est entretenu suffisamment humide pour empêcher la dessiccation des plaques.
Pour obtenir ce résultat, on étend une feuille de papier à
filtrer mouillée sur le fond d'une grande capsule de verre
ayant environ 20 cm. de diamètre, et l'on couvre le papier
avec une cloche. Sous celle-ci (fig. 73) se trouvent de petites
banquettes de verre superposées, sur lesquelles reposent les
plaques de verre couvertes de gélatine. Afin d'empêcher le
glissement de ces plaques, chaque banquette est recouverte
d'une bande de papier à filtrer, qui toutefois ne doit pas
dépasser le bord des banquettes. Ce papier sert en même

temps pour étiqueter les plaques. On peut, en observant une grande propreté, se dispenser de laver la capsule et la cloche de verre avec une solution de sublimé, comme cela était autrefois recommandé. Il est même probable que le sublimé, qui se volatilise, empêche le développement des germes placés superficiellement. On empêchera la chute des gouttes

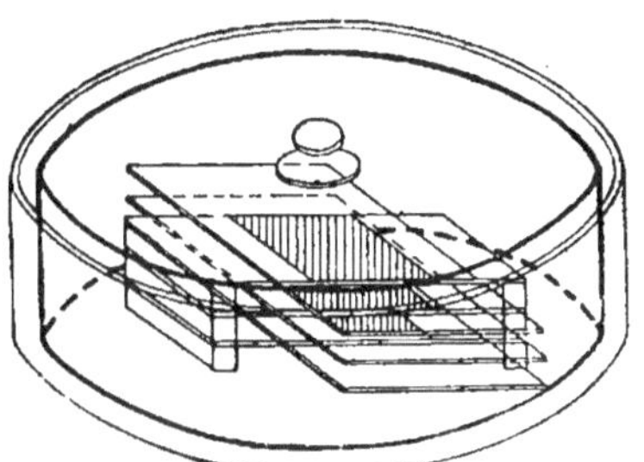

Fig. 73. — Chambre humide.

d'eau de condensation sur la plaque supérieure en couvrant celle-ci avec une grande plaque de verre stérile posée sur une banquette de verre.

L'établissement des plaques de culture est beaucoup facilité par l'emploi des godets de *Petri*. Ce sont des petites boîtes de verre à bords peu élevés, munies d'un couvercle et de 9 cm. de diamètre; avant de s'en servir, on les stérilise dans l'étuve à air chaud. Si, étant fermées, on les place dans un endroit convenable, elles peuvent pendant longtemps conserver leur stérilité. Lorsqu'on doit y couler la gélatine, on soulève avec soin le couvercle verticalement, mais pas trop haut, et l'on verse la gélatine avec les mêmes précautions que précédemment, dans la partie inférieure de la boîte.

Après avoir par un léger mouvement disséminé uniformément la gélatine sur le fond du godet, on la laisse se solidifier en position horizontale.

Esmarch a proposé d'étendre en une couche mince dans le tube même la gélatine inoculée. Cette méthode, dite des *plaques enroulées*, est tout à fait convenable pour un grand nombre de cas, notamment lorsqu'il s'agit de la recherche d'un petit nombre de germes. La préparation des plaques enroulées est pratiquée de la manière suivante. La gélatine liquéfiée est mélangée de la même manière que précédemment avec l'eau à analyser. On place ensuite par-dessus le bouchon de ouate du petit tube une petite coiffe en caoutchouc s'adaptant bien au tube et, tenant ce dernier presque horizontalement dans de l'eau glacée, on lui fait subir autour de son axe un mouvement de rotation, jusqu'à ce que la gélatine coulant sur ses parois soit complètement solidifiée. Si l'eau de la conduite a une température suffisamment basse, on peut aussi produire la coagulation sous un courant de cette eau. Il faut avoir soin d'éviter que la gélatine ne vienne au contact du tampon de ouate qui ferme le tube. Les tubes ainsi préparés sont conservés en position à peu près horizontale.

La préparation de la plaque d'agar est un peu différente de celle de la plaque de gélatine, parce que les limites de la liquéfaction et de la coagulation du premier milieu nutritif se trouvent entre des températures plus élevées. Comme on l'a déjà dit, l'agar ne se liquéfie qu'après une longue expotion à la température d'ébullition de l'eau et il se coagule à 40° environ. Il ne faut, d'après cela, ajouter l'échantillon de l'eau à essayer que lorsqu'on n'a plus à craindre l'action nuisible de la haute température sur les germes. Les tubes d'agar sont maintenus au bain-marie à 100°, jusqu'à ce que leur contenu soit devenu complètement liquide. On abandonne ensuite le tout à lui-même, jusqu'à ce que le refroidissement soit arrivé au point qu'un thermomètre, plongé dans l'eau, indique une température de 40°. On pratique alors l'inoculation et l'on procède du reste comme il a été dit précédemment. Comme l'agar se trouve très près de son point de coagulation, les autres opérations du coulage doivent être faites très rapidement.

Les plaques d'agar ont l'avantage de pouvoir être maintenues à une haute température (étuve à incubation), qui rend plus rapides le développement des germes et la formation de colonies visibles, et permet par suite d'obtenir le résultat de l'analyse en un temps plus court. En outre, elles doivent être recommandées notamment dans les cas où la présence de nombreuses espèces de bactéries liquéfiant la gélatine (voy. p. 225) est une cause de perturbations, lorsqu'on se sert de la méthode précédemment décrite. L'inconvénient de la liquéfaction de la gélatine peut être évité par l'addition de 1 p. 100 d'agar; mais on devra alors renoncer à ce phénomène caractéristique de nombreuses espèces de bactéries.

Lorsqu'on a coagulé sur une grande surface une des trois sortes de milieux nutritifs décrits précédemment, on laisse s'y développer les germes qu'on y a disséminés, en exposant les plaques de gélatine ordinaires ou enroulées à la température de l'appartement, qui ne doit pas être inférieure à 15°, ou supérieure à 22°; les plaques d'agar seront maintenues à 37° en moyenne. Pendant la saison chaude, les premières doivent, dans certaines circonstances, être placées dans un lieu froid, à la cave, ou dans une étuve convenablement refroidie avec de la glace.

H. Buchner et d'autres expérimentateurs ont reconnu que les rayons solaires exerçaient une influence fâcheuse sur le développement des bactéries; on devra donc, pour cette raison, éviter autant que possible l'accès de la lumière directe dans ces expériences de culture, ainsi que plus tard lorsqu'il s'agira des cultures pures dont il sera ultérieurement question.

Disons, enfin, et ceci est une précaution qu'on ne devra jamais manquer d'observer, que le local dans lequel on prépare les plaques de culture et où on les manipule doit autant que possible être exempt de poussière. Des allées et venues inutiles, comme tout ce qui peut soulever la poussière, doivent être évitées, afin que les plaques du milieu nutritif ne soient pas contaminées par la chute de germes de provenance aérienne.

2. Détermination du nombre des germes.

Dans les conditions favorables à la végétation qui sont offertes par le milieu nutritif et les conditions extérieures (humidité, température) auxquelles ce dernier est exposé, chaque germe isolé se multiplie en de nombreux individus de même espèce, qui par suite de leur grande masse peuvent au bout d'un certain temps être reconnus à l'œil nu ou au moins à l'aide de grossissements modérés. Partant de cette hypothèse, presque toujours certaine, que chaque amas isolé ou chaque *colonie* ne doit son existence qu'à un germe, la numération de ces colonies équivaut à la détermination du nombre des germes qui existaient primitivement.

Ce n'est que dans les cas où l'eau n'offre qu'une faible teneur en bactéries qu'il est possible de déterminer avec une exactitude absolue le nombre des colonies ; on devra la plupart du temps se contenter d'une évaluation approximative. Toutefois, en se servant des appareils construits pour la numération, on obtient des résultats qui se rapprochent très près de la vérité et suffisent pour l'appréciation hygiénique. *Wolffhügel* a construit le premier un appareil de ce genre, qui est tout à fait convenable. Sur un support en bois approprié (fig. 74), repose une plaque de verre, sur laquelle sont tracés des carrés de un centimètre de surface, dont quelques-uns sont à leur tour partagés au moyen de lignes parallèles en neuvièmes de centimètre carré, afin de faciliter la numération des colonies très rapprochées les unes des autres. En noircissant le support au-dessous de cette plaque de verre, les colonies se détachent très nettement sur ce fond et sont facilement reconnaissables à l'aide de la loupe. Pour se servir de l'appareil, on place la plaque de culture sous la plaque de verre dont il vient d'être question et à l'aide de la loupe on compte plusieurs carrés (pas moins de dix). Dans cette opération, on remarquera la différence présentée par les différents points relativement à la densité des colonies et, se basant sur cette observation, on choisira, des carrés avec de nombreuses colonies et de ceux avec des colonies plus rares, un nombre à peu près égal. Chaque carré compté est couvert d'une marque, afin d'éviter les répétitions. Avec les nombres obtenus, on cal-

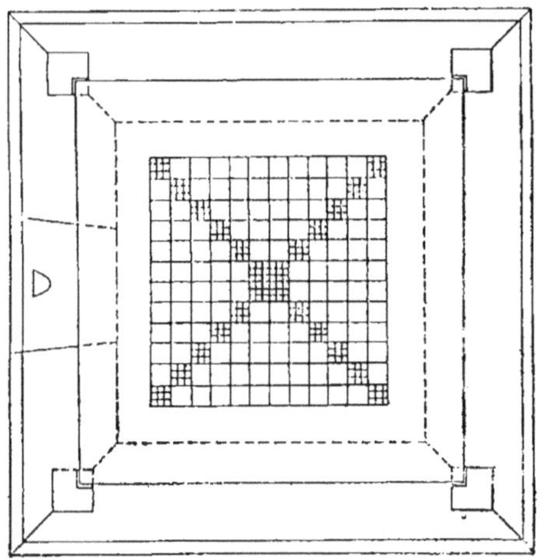

Fig. 74. — Compteur de Wolffhügel.

cule combien il y a en moyenne de colonies par centimètre carré. On multiplie le résultat par le nombre des centimètres carrés de la surface de la gélatine et l'on obtient ainsi approximativement le nombre des bactéries qui se trouvaient primitivement dans la quantité d'eau employée.

Dans ce procédé, le choix des carrés dépend de la volonté de l'observateur. *Heyroth* a cherché à obvier à cet inconvénient en construisant un autre appareil compteur, qui, il est vrai, ne peut trouver emploi que pour les plaques de culture dans

des godets *Petri*. L'appareil (fig. 75) offre les dispositions suivantes : Dans le pied du support se trouve une plaque de bois
teinte en noir *a*, qui sert de fond. Sur le support est fixée à
vis la table-compteur *b*. Celle-ci reçoit intérieurement un
anneau, dans lequel un godet de *Petri* est placé de façon que

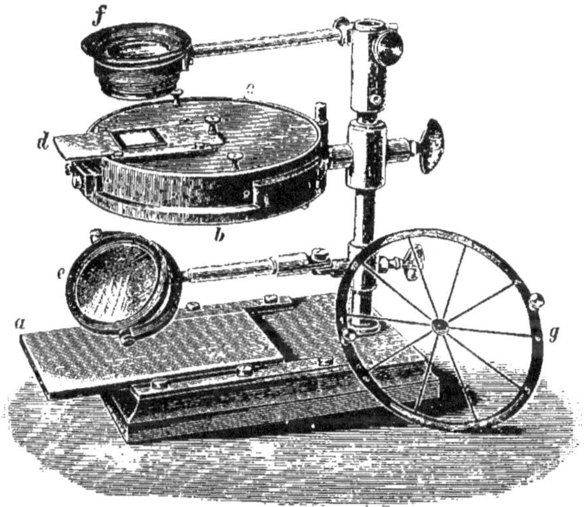

Fig. 75. — Compteur de Heyroth.

la face inférieure de la plaque de gélatine soit tournée par en
haut. Cet anneau est pourvu extérieurement de dix points de
repère, également distants les uns des autres et sur lesquels
s'appuie un ressort ; en le faisant tourner, on peut par conséquent observer dix points différents de la plaque. La table-
compteur est couverte d'une plaque qui porte un registre
mobile *d*, muni d'une petite fenêtre, dans laquelle sont placés
de petits cadres de 1 à 0,1 cm² d'ouverture. Suivant la posi-

tion de la fenêtre, on peut compter les carrés dans un grand ou dans un petit cercle. Afin de bien éclairer les colonies, l'appareil est muni d'un miroir *e* mobile en tous sens et qui permet d'effectuer la numération aussi bien à la lumière du jour qu'à celle d'une lampe. Les colonies sont nettement reconnues à l'aide de la loupe *f*. — Lorsque la végétation est très clairsemée sur la plaque de culture, on place sur le côté postérieur de celle-ci le cercle *g* divisé en segments et à l'aide de la loupe on compte le nombre des colonies.

Les godets de *Petri* qui s'adaptent dans cet appareil, ont 9 cm. de diamètre; d'après cela, la surface de la gélatine s'élève à 63,5 cm², suivant la formule $r^2\pi$, dans laquelle $\pi = 3,14$.

Dans certains cas, d'ailleurs assez rares, la végétation peut être assez dense pour qu'il ne soit plus possible d'effectuer à l'aide de la loupe la numération des colonies. Il faut alors employer des grossissements plus forts et avoir recours au microscope. Pour se servir du microscope en pareil cas, il est nécessaire de déterminer la grandeur de la surface qui est visible avec un oculaire et un objectif déterminés, en mesurant à l'aide d'une échelle micro-millimétrique le diamètre du cercle visible et calculant sa surface d'après $r^2\pi$, en tenant compte du grossissement. De pareilles déterminations ne peuvent donner des résultats satisfaisants que si les colonies sont réparties très uniformément sur la plaque, et si leur quantité a été déterminée dans des champs visuels très nombreux.

La numération des colonies développées dans une plaque

enroulée peut être faite très commodément à l'aide de l'appareil construit par *Esmarch* (fig. 76). Cet appareil se compose d'une pince dans laquelle est reçu le petit tube. A l'aide d'un registre adapté sur la pince, on peut compter sur une surface de gélatine égale à *un* centimètre carré ou à une fraction de un centimètre carré. Une loupe mobile et une

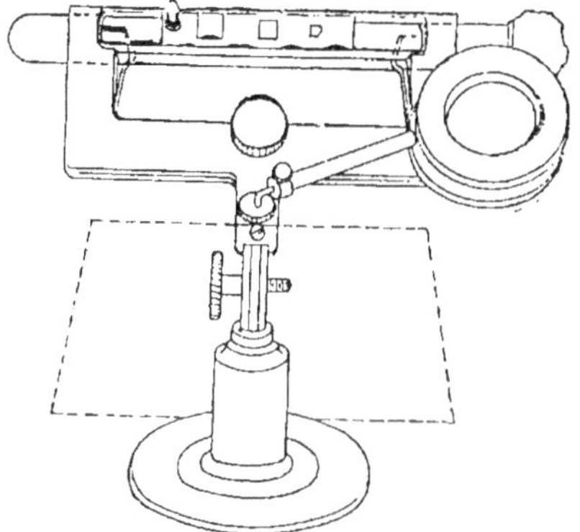

Fig. 76. — Compteur d'Esmarch pour plaques enroulées.

plaque de verre comme fond permettent de reconnaître nettement les différentes colonies.

Il n'est pas possible d'indiquer exactement quand les cultures sur plaques, dans les godets de *Petri* ou les tubes *Esmarch* sont parvenues à maturité et peuvent être comptées, parce que le développement des différentes bactéries en colonies visibles dépend de nombreuses circonstances extérieures, surtout de la température régnante, et d'un autre côté la végétation des différentes espèces est plus ou moins rapide. En général, on peut dire qu'on est arrivé à cette phase du

Plaque de culture préparée avec **un** dixième de centimètre cube
d'une eau riche en bactéries.

l'analyse bactériologique de l'eau, lorsque toutes les colonies, avec le grossissement employé sont nettement reconnaissables. Certains germes ont la propriété de modifier chimiquement la gélatine en la liquéfiant, en la peptonisant. On a alors à craindre de voir de pareilles colonies se fondre l'une dans l'autre, et par suite leur nombre ne peut plus être déterminé. Bien que la conservation des segments de cercle rende encore possible la détermination dans le stade plus avancé, la fusion des colonies entre elles invite cependant à clore l'analyse, parce qu'il peut s'y rencontrer des germes non liquéfiants, dont le développement est plus lent. La planche ci-jointe représente une plaque de culture parvenue à maturité pour la numération. Pour l'obtenir, on a posé un godet de *Petri* ouvert sur du papier à copier et ensuite exposé le tout à l'action des rayons solaires directs, mais en faisant en sorte que ces derniers tombent perpendiculairement.

Le nombre des germes est calculé pour 1 cm³ d'eau et exprimé de cette manière.

3. Détermination de l'espèce des germes.

Bien qu'il ait déjà été fait mention des différentes formes de bactéries, qui ont été prises comme base d'une classification de ces organismes, cette observation n'est cependant pas suffisante pour une caractérisation des différentes espèces. Il faut pour cela la réunion d'une série de caractères de la culture pure, avec contrôle simultané des individus à l'aide du microscope sous un fort grossissement. Les différences à considérer, l'aspect de la colonie à l'examen macroscopique et à l'examen microscopique, les formes différentes des individus, la manière dont ils sont disposés, leur aptitude à se mouvoir, le développement de la culture pure sur différents milieux nutritifs, les modifications chimiques que ce développement apporte dans les milieux et les produits de la métamorphose de la matière qui peuvent en résulter, tout cela avec quelques autres observations qui s'y rattachent, a été consigné dans des tableaux pour servir à la diagnose des espèces bactériennes, ou, s'il s'agit de représentations figuratives, a été, dans le même but, reproduit d'après nature par voie photographique.

Ce serait élargir outre mesure le cadre du présent ouvrage que de vouloir, à propos des bactéries qui se rencontrent dans l'eau, entrer dans l'exposition détaillée des faits dont il vient d'être question ; nous nous contenterons donc de renvoyer aux ouvrages spéciaux. Dans ce qui suit, nous ne nous étendrons que sur les phénomènes sur lesquels, dans les méthodes de culture décrites, on doit diriger particulièrement son attention. En présence des progrès incessants de l'étude du diagnostic bactériologique, il ne faut pas perdre de vue la possibilité de son perfectionnement; on pourra toujours se guider pour cela sur les méthodes exposées.

a. Aspect macroscopique des colonies.

Pendant la végétation de la plaque de culture, on remarque déjà dans les colonies des différences, qui peuvent être utilisées pour une distinction. Nous observons l'inégalité de l'énergie du développement dans la grandeur des colonies et dans leur forme. Comme on l'a déjà dit, nous distinguons les bactéries *non liquéfiantes* et les bactéries *liquéfiantes* ; les premières apparaissent dans la gélatine sous la forme de masses solides, globuleuses ou ovales, tandis que les dernières se présentent à l'état de disques plats, enfoncés dans la masse, plus ou moins ronds et laissant voir les bactéries réunies en un amas central ou disposées radialement ou autrement sous forme de points ou de stries.

On peut aussi mettre à profit la formation de matières colorantes par certaines bactéries ; ce processus ne se passe jamais à l'intérieur du corps des bactéries, les pigments qui prennent ainsi naissance, doivent pour ainsi dire être considérés comme des produits de sécrétion intercellulaire. Les observations que l'on a faites dans ce sens sont des plus variées et comprennent de nombreuses teintes, auxquelles s'ajoutent parfois, sous forme de fluorescence, des phénomènes de réfraction de la lumière incidente.

b. Aspect microscopique des colonies.

Les différences présentées par les colonies sont encore plus nombreuses et variées à l'examen au microscope sous un faible grossissement. L'abondante lumière que fournit l'appareil d'éclairage d'*Abbe* doit, dans ce cas, être suffisamment atténuée. Nous rencontrons ici une série de caractères qui peuvent être utilisés. Les bords des colonies présentent des différences sous plusieurs rapports ; ils peuvent être coupés nettement, ou ils sont limités par des ligne irrégulières et parfois aussi ils offrent des prolongements rayonnés ou des franges. Quelquefois, la zone limite avec la gélatine n'est pas nettement dessinée, elle glisse sur celle-ci en diminuant peu à peu d'épaisseur, de façon à offrir finalement l'image d'une pellicule d'une ténuité extrême. Cet état est dû à une végétation périphérique de la colonie, s'étalant en rampant à la surface de la gélatine ; si cette végétation est plus intense qu'au centre, elle arrive à former des prolongements simulant des jetées. Suivant que le processus se produit uniformément sur la périphérie de la colonie ou seulement en certains points de celle-là, nous observons des figures se rapprochant de la forme circulaire ou à bords plus ou moins profondément découpés.

De même que le corps, la surface des colonies est aussi variable dans sa configuration ; avec les colonies non liquéfiantes (partiellement aussi avec les liquéfiantes dans leur plus jeune âge), on voit se produire une granulation, qui apparaît sous forme de grains extrêmement fins ou d'aspérités nettement reconnaissables. On peut obtenir de pareilles images parfaitement nettes, notamment, en plaçant le diaphragme en position un peu excentrique. Pour les bactéries liquéfiantes, la formation de l'infundibulum dans la gélatine donne lieu à des phénomènes de réfraction de la lumière, qui varient avec l'inclinaison de la cavité et qui, suivant que la mise au point est profonde ou superficielle, se manifestent sous la forme d'anneaux noirs de diamètre et d'épaisseur variables (choléra sur gélatine). En outre, le centre des colonies mérite une attention particulière ; fréquemment sa structure n'est pas homogène, mais il se produit une accumulation centrale de la masse bactérienne, qui se présente sous forme d'un noyau plus ou moins nettement limité. Ce phénomène se rencontre dans les deux formes végétatives; souvent aussi, dans la forme liquéfiante, on observe une disposition rayonnée, qui résulte de l'entassement de masses les unes sur les autres.

Les différences de couleur se distinguent sous le microscope bien plus nettement qu'à l'œil nu; elles varient des tons les plus foncés aux nuances les plus fines. Ici on fera bien de contrôler par un autre essai même des divergences paraissant peu importantes. Il faut aussi considérer particulièrement l'éclat des couleurs et la transparence.

Pour ce qui concerne la grandeur des colonies, il semble qu'en général on peut admettre que, les conditions de la nutrition et du développement étant les mêmes, les dimensions doivent être les mêmes pour des individus de même espèce; mais il survient parfois dès le début de la vie des bactéries des circonstances qui font que cette hypothèse ne peut pas être considérée comme applicable à tous les cas. Tout organisme donne naissance à des produits résultant de la métamorphose de la matière, dont l'accumulation est nuisible à lui-même ou à d'autres. C'est ce qui a été mis en évidence par les études biologiques effectuées sur les micro-organismes qui nous occupent. Comme on ne peut pas quant à présent démontrer l'existence d'une diffusion de ces substances dans le milieu nutritif, nous devons penser qu'elles agissent à distance, pour expliquer la survivance de colonies de même espèce à d'autres d'espèces différentes. Quoi qu'il en soit, le caractère de la grandeur devra toujours être pris en considération, bien que dans les cas douteux et anormaux il ait besoin d'être contrôlé par d'autres méthodes de recherche.

c. Observation de la disposition des bactéries dans la colonie.

Les différences de forme que présentent entre elles les différentes colonies donnent déjà à penser que ces différences peuvent être dues au mode de végétation des bactéries, celles-ci pouvant en se multipliant donner naissance à des individus réunis en forme de chaîne ou former des amas. Et, effectivement, dans nombre de cas, la forme de la colonie dépend du mode de disposition des bactéries, qui peut aussi être mis à profit comme caractère distinctif.

C'est à la végétation aux extrémités que les colonies des protées, du bacille charbonneux, des bacilles du typhus, du choléra et de la tuberculose doivent leurs limites irrégulières, tandis que, avec la disposition en amas ou en grappes de raisin, la colonie se rapproche plus de la forme ovale ou circulaire.

On peut observer la disposition des bactéries dans les colonies à l'aide de la préparation suivante : On pose un couvre-objet bien propre sur une colonie se trouvant à la surface de la gélatine ou de l'agar et on appuie doucement dessus en évitant soigneusement tout déplacement latéral. Après l'avoir enlevé avec précaution, on laisse sécher à l'air les restes de colonie qui y adhèrent et on passe plusieurs fois assez rapidement dans une flamme la lamelle de verre, afin d'augmenter l'adhérence des micro-organismes. La coloration et le traitement ultérieur sont effectués d'après une des méthodes qui sont indiquées plus loin (voy. p. 232).

d. Observation de la forme des bactéries.

A l'aide de la préparation dont il vient d'être question, on pourra déjà s'assurer de la forme des bactéries ; il est cependant indiqué d'observer celles-ci à l'état isolé. Dans ce but, on dépose sur un couvre-objet[1] bien nettoyé une gouttelette d'eau distillée (et stérilisée). A l'aide d'un fil de platine, qui est fixé par fusion à l'une des extrémités d'une baguette de verre (aiguille de platine, aiguille à inoculer), on prélève un peu de la colonie à examiner et on étale uniformément sur le couvre-objet les particules restées adhérentes au fil de platine en frottant légèrement ce dernier sur le verre. Il faut faire attention à ne pas prendre une trop grande quantité de la colonie, parce que les bactéries formeraient facilement une couche trop dense. Avant le prélèvement, il faut passer dans une flamme l'aiguille de platine, afin de la rendre stérile, et on ne doit s'en servir qu'après refroidissement complet. De même, immédiatement après en avoir fait usage, on la flambera, afin d'éviter de transporter ailleurs des germes (peut-être pathogènes). Avec de grandes colonies, on réussira facilement à diriger convenablement à l'œil nu la pointe de platine, tandis que pour les petites on sera fréquemment obligé

---

[1] Il n'est pas inutile de mentionner ici un moyen pratique pour la conservation et le nettoyage des couvre-objets. Ces derniers sont généralement recouverts d'une légère couche de matière grasse, qui fait que, lorsqu'on étale les bactéries, l'eau se retire toujours. Pour éliminer cette matière, on conserve les couvre-objets dans une boîte en verre, en partie remplie d'alcool et que l'on peut fermer ; on retire les lamelles de verre de cette boîte peu de temps avant de s'en servir et on les essuie avec un morceau de peau à nettoyer.

d'avoir recours aux faibles grossissements du microscope.
On recourbe alors légèrement en arc la pointe de l'aiguille et
on la dirige, l'œil placé sur l'oculaire du microscope. Pour
opérer plus sûrement, on pose sa main droite sur la table du
microscope ou sur un support de même hauteur.

Pour prélever un fragment d'une colonie sur une plaque
enroulée, on courbe à angle obtus la pointe de l'aiguille de
platine. Lorsqu'on introduit celle-ci dans le petit tube, il faut
faire attention à ne pas toucher la couche de gélatine avec la
baguette de verre.

Après avoir laissé sécher à l'air la matière déposée sur le
couvre-objet, on passe plusieurs fois celui-ci dans une flamme,
afin de fixer les bactéries, de façon que lors de la coloration
subséquente elles ne soient pas entraînées. Si l'on chauffe
trop fortement. les bactéries ne peuvent plus absorber les
matières colorantes. Avant de nous occuper de la pratique de
la coloration, nous devons d'abord décrire la préparation des
solutions colorées.

e. Préparation des solutions colorées.

La coloration des bactéries n'a pas seulement pour but
d'obtenir de ces organismes et de leurs parties une image plus
facilement reconnaissable, elle doit aussi dans nombre de cas
être considérée comme une réaction microchimique, et à ce
point de vue elle constitue un appoint important dans la diagnose des bactéries. Toutes les bactéries ne se comportent
pas de la même manière relativement à la colorabilité ; les
unes absorbent facilement la matière colorante, les autres

difficilement, ou l'abandonnent plus ou moins facilement dans l'alcool, les acides étendus, etc. Il y a aussi des différences relativement aux matières colorantes, en ce sens que l'une ou l'autre convient plus ou moins pour une espèce de bactérie. Relativement à ces particularités, nous devons renvoyer aux ouvrages qui s'occupent du diagnostic bactériologique. On a indiqué de très nombreuses solutions colorées qui conviennent chacune pour des objets déterminés ; dans l'analyse de l'eau, trois suffisent pour la plupart des cas. Nous allons décrire leur mode de préparation.

1° *Solution alcaline de bleu de méthylène de Lœffler.* — Pour préparer cette solution, on mélange 30 cm³ de solution alcoolique concentrée de bleu de méthylène avec 100 cm³ de solution de potasse à 1 p. 10 000.

2° *Solution de fuchsine phéniquée de Ziehl.* — Pour l'obtenir on triture 1 gr. de fuchsine avec 100 cm³ de solution d'acide phénique à 5 p. 100 et on ajoute peu à peu 10 cm³ d'alcool.

3° *Solution de violet de gentiane d'Ehrlich.* — La préparation a lieu de la manière suivante. On agite énergiquement 4 cm³ d'aniline (d'huile d'aniline) avec 100 cm³ d'eau distillée ; une petite quantité de la première entre alors en dissolution ; le reste huileux non dissous est séparé par filtration à l'aide d'un filtre mouillé. A ce liquide clair, on ajoute en agitant 11 cm³ d'une solution alcoolique concentrée de violet de gentiane. La solution de la matière colorante laisse déposer, dans les premiers moments qui suivent sa préparation des précipités colorés et à cause de cela on ne peut s'en servir qu'au bout de vingt-quatre heures.

La méthode de coloration indiquée par *Gram* est tout à fait convenable pour la distinction d'un grand nombre de bactéries. Comme *Gram* le prescrit, on teint d'abord pendant une à deux minutes dans la solution de violet de gentiane d'*Ehrlich*, puis on immerge, pendant une minute, la préparation lavée dans une solution d'iode dans l'iodure de potassium, composée de 1 partie d'iode, 2 parties d'iodure de potassium et 300 parties d'eau, et on la met ensuite dans l'alcool absolu pendant quelques minutes, jusqu'à ce que la décoloration soit devenue complète. On peut de cette façon distinguer, par exemple, le bacille typhique d'avec d'autres germes; ce bacille, comme le vibrion du choléra et le bacille du charbon, ne se colore pas par ce procédé, ou, pour parler plus exactement, abandonne la matière colorante absorbée.

Pour conserver les solutions colorantes, il est convenable de les placer dans des flacons de 100 cm³ de capacité, dont le bouchon perforé est muni d'un tube de verre étiré en pointe inférieurement à la manière d'une pipette. Ce tube ne doit jamais descendre jusqu'au fond du flacon, afin que les précipités colorés qui peuvent se former ne puissent pas y pénétrer.

Lorsqu'il s'agit de produire une simple coloration des bactéries, on dépose sur la face du couvre-objet où adhèrent ces dernières, quelques gouttes de la solution colorée, de façon à la couvrir complètement jusqu'à ses bords. Au bout de quelques minutes, la coloration des germes est devenue suffisante. Si l'on veut hâter le processus ou obtenir une coloration plus intense, on chauffe la solution colorée jusqu'à ce qu'elle commence à émettre des vapeurs, et dans ce but on saisit la lamelle de verre à l'aide d'une pince et on la promène au-dessus d'une flamme, en la maintenant bien horizontalement. On lave ensuite le couvre-objet, on le pose sur un porte-objet la face colorée tournée par en bas, et l'on élimine l'eau en excès en l'absorbant avec du papier à filtrer. La préparation peut maintenant être soumise à l'observation, qui a lieu le condenseur d'*Abbe* étant ouvert.

Les spores résistent à cette coloration; elles n'absorbent la matière colorante que par l'action prolongée d'une plus haute température. A cet effet, on verse la solution colorée (le mieux celle de *Ziehl*) dans une petite capsule en porcelaine, on y introduit le couvre-objet chargé de la préparation et l'on chauffe jusqu'à l'ébullition; après une interruption d'une minute on recommence l'opération et on l'exécute de cette manière cinq fois environ. Après cela, on place la préparation pendant une minute dans de l'alcool contenant 3 p. 100 d'acide chlorhydrique, où se décolorent les formes végéta-tives. Après lavage, on peut les recolorer avec le bleu de méthylène (*Günther*).

La coloration des filaments flagelliformes, auxquels les bac-téries doivent leur mouvement, exige une technique particu-lière. Afin d'éviter autant que possible leur arrachement, il faut procéder avec beaucoup de précaution lorsqu'on étale la masse des bactéries sur le couvre-objet et éviter tout frotte-ment inutile. Pour obtenir l'absorption de la matière colo-rante, un mordançage préalable est nécessaire. Suivant l'indication de *Lœffler*, l'auteur de la découverte de cette méthode de coloration, le mordant consiste en une dissolution de tanin (20 de tanin et 80 d'eau), additionnée de 4 cm³ d'une solution saturée à froid de sulfate de protoxyde de fer ; à 16 cm³ de ce mordant on ajoute goutte à goutte une solution d'hydrate de sodium à 1 p. 100, jusqu'à ce qu'on ait obtenu le meilleur mordant pour chaque espèce de bactérie. Les anciens mordants agissent mieux que ceux qui sont fraîchement préparés. Il est convenable d'effectuer la coloration avec la solution de *Ziehl* ou une autre matière colorante teignant bien. Les jeunes cultures se recommandent particulièrement pour l'obtention de bonnes préparations. Le traitement ultérieur de la préparation ne diffère pas d'ailleurs de celui qui a été indiqué précédemment.

f. Observation du mouvement des bactéries.

Comme on l'a déjà dit, certaines bactéries sont douées d'un mouvement propre. L'observation de ce mouvement au-dessous du couvre-objet reposant sur le porte-objet plan est sujette à de fréquentes erreurs, parce que avec cette disposition il se produit dans l'eau, par suite de l'évaporation sur les bords de la lamelle de verre, des courants capillaires, dont le mouvement fait déplacer mécaniquement les bactéries. On ne peut se rendre compte d'une manière satisfaisante du mouvement propre qu'en observant les bactéries dans la goutte suspendue. Pour que l'on puisse examiner une pareille goutte sous le microscope et en même temps la protéger contre l'évaporation, on a imaginé une petite chambre, qui n'est autre

chose qu'un porte-objet taillé en creux. Dans un porte-objet
en bon verre blanc est pratiquée une cavité ayant la forme
d'une petite auge. On graisse le bord de celle-ci avec de la
vaseline, sur laquelle on pose, en appuyant légèrement le
couvre-objet avec la goutte qui y est suspendue. Pour obtenir
cette dernière, on dépose sur le couvre-objet une gouttelette
d'eau et l'on immerge dans celle-ci des particules d'une colonie ou d'une culture pure. On choisit d'abord un endroit épais
avec un faible grossissement, on le met au point avec l'im-
mersion dans l'huile et l'on cherche ensuite sur le bord de la
goutte un point dans lequel les bactéries ne sont pas trop près
les unes des autres, afin que l'on puisse bien suivre le mouvement de chacune d'elles. Ici, comme en général avec les
préparations non colorées, il faut toujours travailler avec un
diaphragme étroit. Si l'on stérilise le couvre-objet avant de
s'en servir et si au lieu d'eau on emploie du bouillon nutritif,
le porte-objet taillé en creux représente une sorte de chambre
humide, dans laquelle on peut suivre pendant plusieurs jours
le développement des bactéries.

Les mouvements qui peuvent être ainsi observés sont extrêmement variés ; ce sont des mouvements tantôt tournants,
tantôt en ligne droite, tantôt spiraux ; il se présente parfois
aussi une image analogue à un essaim de moucherons, etc.

g. Observation des bactéries sous forme de culture pure dans des milieux nutritifs différents et à des températures différentes.

La *culture pure* doit être considérée comme ayant une très
grande valeur pour la diagnose des bactéries. La végétation

séparée sur plaque de culture nous a bien déjà fourni un important élément, mais la possibilité d'observer la manière dont se comportent les différentes espèces de germes dans des conditions variables ne nous est donnée que par un isolement de ces derniers. De la même manière que pour la coloration, on prélève une très petite particule de la colonie à l'aide de l'aiguille de platine et on l'inocule dans différents milieux nutritifs. Avec les milieux solides et transparents, on pratiquera l'inoculation différemment, suivant que l'on voudra obtenir un développement superficiel ou profond.

Culture par inoculation en piqûre. — Dans ce mode de culture, on emploie la gélatine nutritive et l'agar (rarement le sérum sanguin coagulé) ; ces milieux nutritifs se trouvent toujours pour cet objet dans de petits tubes à essais. On saisit le tube entre le pouce et l'indicateur de la main gauche, de façon que son ouverture soit tournée par en bas ; on enlève le tampon de ouate, on le tient avec deux doigts de la même main, en faisant bien attention à ne toucher que la partie de la ouate qui se trouvait auparavant en dehors du tube. On prélève ensuite, à l'aide de l'aiguille de platine flambée et refroidie, un peu de la colonie à inoculer et on enfonce l'aiguille perpendiculairement dans le milieu nutritif à 2-2,5 cm de profondeur. Ayant retiré l'aiguille, on remet le tampon de ouate en place. Si l'on n'était pas sûr de ne pas avoir pendant ces opérations contaminé la ouate avec les doigts, il faudrait allumer celle-ci et la brûler superficiellement.

Culture par inoculation en stries. — Cette culture peut être faite dans des tubes à essais ou dans des boîtes en verre avec tous les milieux nutritifs solides. Dans le premier cas, on procède comme précédemment, seulement, au lieu d'une piqûre, on pratique une strie d'arrière en avant à la surface du milieu. Si l'on désire observer au microscope une pareille culture pure, il est convenable de couler la gélatine ou l'agar sur un porte-objet préalablement stérilisé dans l'étuve à air chaud et, après refroidissement, de pratiquer l'inoculation comme il vient d'être dit. On conservera dans la chambre humide ces cultures sur porte-objet, afin de les préserver de la contamination et de la dessiccation.

Culture dans le bouillon. — Le tube contenant le bouillon est ouvert avec précaution étant maintenu en position inclinée et il est ensuite inoculé avec toutes les précautions nécessaires pour éviter une contamination extérieure.

Il est indiqué de toujours établir plusieurs cultures pures de la même espèce (culture par inoculation en piqûre, par inoculation en stries ou dans le bouillon). S'il se produit des différences dans les phénomènes de la végétation, il y a lieu de soupçonner que la culture pure est contaminée par mélange accidentel d'autres sortes de bactéries. Dans les cas douteux, on s'assurera de ce fait au moyen de cultures sur plaques. On inocule donc avec de la culture pure un petit tube de gélatine et on liquéfie celle-ci à 37°; en agitant avec précaution, on cherche à obtenir le mélange homogène des bactéries inoculées avec la gélatine. A l'aide d'un fil de platine

recourbé en anse à son extrémité et flambé, on transporte
dans un second tube une quantité de gélatine liquéfiée égale
à six fois ce qui peut rester dans l'anse de platine et, après
mélange suffisant, on transporte de la même manière dans
un troisième tube une égale quantité du contenu du second.
Tous les tubes sont coulés en plaques. L'examen de la végétation de ces dernières permet maintenant de constater s'il n'y
a qu'une seule espèce de germe, ou si au contraire il y en a
plusieurs. Cette méthode par dilution convient surtout pour
la séparation de mélanges de bactéries.

L'observation des cultures pures nous montre les images
les plus variées. Cependant, il faudra faire bien attention à
toujours noter la ressemblance ou l'analogie dans les *mêmes*
circonstances extérieures, notamment en ce qui concerne le
temps et la température ambiante. A ce dernier point de vue
il est indispensable d'avoir à sa disposition une étuve à incubation, dont la disposition permette de maintenir une température constante pendant un espace de temps déterminé. Ces
étuves ont reçu à cet effet les dispositions les plus variées ;
en principe, elles consistent en une capacité établie de façon
que la perte de chaleur par le rayonnement extérieur soit
réduite au minimum à l'aide de couches isolantes. Pour
transmettre la chaleur fournie par une flamme, on se sert
d'eau, qui se trouve entre les doubles parois de l'étuve. On
compense les pertes inévitables de chaleur à l'aide d'un
thermorégulateur. La figure 77 représente la disposition la
plus simple de ce genre d'appareils. Dans un tube *a* ayant la
forme d'un tube à essais et muni d'un ajutage *e*, est fixé par

fusion un entonnoir *b*, qui sépare la capacité du tube en deux parties, l'une supérieure et l'autre inférieure. Dans cet entonnoir pénètre l'extrémité inférieure d'un tube de verre *c*, recourbé supérieurement à angle droit et qui traverse un bouchon perforé, dans lequel on peut l'élever ou l'abaisser. Le tube *c* est coupé obliquement à son extrémité inférieure, audessus de laquelle il est muni d'une petite ouverture latérale *d*.

Pour mettre l'appareil en état, on y verse d'abord, après avoir enlevé le tube *c*, un peu d'alcool, et ensuite quelques centimètres cubes de mercure; l'alcool est expulsé par ce dernier de la partie inférieure de *a*. On remet ensuite en place le tube *c*, puis on le réunit au tube en caoutchouc de la conduite du gaz et d'autre part on établit la communication avec un brûleur éclairant, qui se trouve sous l'étuve à incubation. L'appareil est introduit dans cette dernière par une ouverture qu'il doit fermer hermétiquement; il faut, dans tous les cas, qu'il pénètre des deux tiers de sa longueur à

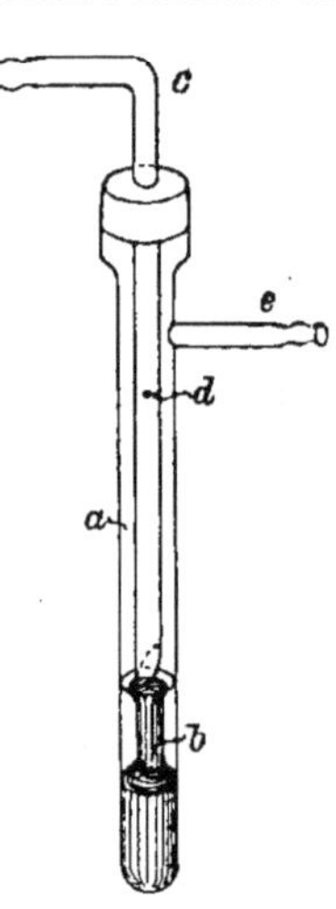

Fig. 77.
Thermorégulateur.

l'intérieur de l'étuve. Sous l'influence de la température qui règne dans celle-ci, l'alcool est en partie réduit à l'état de vapeurs, dont la pression fait monter le mercure contenu dans l'entonnoir *b*, ce qui rétrécit plus ou moins l'orifice d'écoulement, coupé obliquement, du tube *c*. Afin d'empêcher l'extinction de la flamme, lorsque cet orifice vient à être complètement fermé, le tube *c* est pourvu d'une petite ouverture latérale *d*. En enfonçant plus ou moins le tube *c* dans le bouchon qui le supporte, on règle la température, qui doit être contrôlée à l'aide d'un thermomètre.

h. Exclusion de l'oxygène des cultures.

Toutes les bactéries n'ont pas également besoin d'oxygène libre. Il en est qui se développent en présence de ce gaz ; ces espèces ont reçu le nom d'*aérobies ;* d'autres, les *anaéro-bies*, n'en ont pas besoin, tandis que d'autres germent aussi bien en l'absence qu'en présence d'oxygène ; on a donné à ces dernières espèces le nom d'*anaérobies facultatives*.

Pour découvrir cette différence dans le cas où l'on est en présence de différentes espèces de bactéries, on peut employer la méthode indiquée par *Koch*. On établit une culture sur porte-objet et avant la solidification on la recouvre avec une lamelle de mica flambée ou avec un couvre-objet stérilisé de la même manière. Les dernières gouttes de gélatine qui restent dans le tube lors de l'établissement de la culture sur plaque proprement dite sont tout à fait convenables pour la préparation de ces *petites plaques*.

Pour mettre des cultures pures à l'abri de l'oxygène, on peut avoir recours à différents moyens. On peut déplacer l'air et par suite l'oxygène, à l'aide d'un courant d'un autre gaz et ensuite fermer hermétiquement le tube ou mieux le fondre à la lampe. D'après les expériences de *C. Fraenkel*, le gaz le plus convenable pour cela est l'hydrogène ; l'acide carbonique retarde souvent le développement des germes. On peut aussi arriver au même but en recouvrant, après sa préparation, la culture par inoculation ou piqûre avec une couche de gélatine stérile [1], ou bien en faisant une piqûre très profonde dans un tube de gélatine ou d'agar. Dans ce dernier cas, les surfaces du canal fermé par la piqûre s'appliquent l'une contre l'autre et empêchent la pénétration de l'air ; pour cet objet, on mettra dans le tube 20 cm³ du milieu nutritif, au lieu de 10, afin d'avoir une colonne aussi haute que possible.

Comme l'a proposé *Buchner*, on peut absorber l'oxygène au moyen d'une solution alcaline de pyrogallol. *Buchner* établit les cultures dans un vase bien clos, de 200 cm³ environ de capacité, dans lequel se trouve une solution de 1 gr. de pyrogallol dans 10 cm³ d'eau et 1 cm³ de lessive de potasse caustique. Cette méthode convient non seulement pour les cultures pures, mais encore pour les cultures sur plaques enroulées.

i. Expériences sur les animaux.

La question de savoir si la culture pure que l'on vient d'obtenir possède ou non des propriétés pathogéniques ne peut être résolue que par des expériences sur des animaux. L'introduction dans le corps animal des microorganismes dont on veut connaître les effets peut avoir lieu de différentes manières. La méthode la plus usitée est *l'inoculation sous-cutanée*. Un point du corps de l'animal, sur le dos ou sur le

---

[1] Ce procédé convient aussi pour mettre en évidence la production de gaz par différentes bactéries. Le gaz formé pénètre sous forme de bulles dans la gélatine ou la soulève.

ventre (avec les souris toujours dans le voisinage de la racine de la queue), est dépouillé de poils et ensuite stérilisé par lavage avec une solution de sublimé à 1 p. 1 000. On élimine le sublimé par des lavages à l'alcool, et ce dernier, avec de l'eau stérilisée. On fait ensuite une incision avec des ciseaux flambés et refroidis et par celle-ci on introduit sous la peau, à l'aide d'une aiguille à inoculer, la matière contenant les bactéries. Il faut pousser l'aiguille assez loin, ce qui est d'ailleurs facile vu la mobilité de la peau sur le tissu cellulaire sous-cutané de l'animal. Il est convenable de fermer la plaie avec du collodion, mais cela n'est pas toujours nécessaire.

Au lieu d'inoculer la matière chargée de bactéries, à l'aide de l'aiguille de platine, on peut aussi, dans le point de la peau préparé comme il vient d'être dit, injecter à l'aide de la seringue de Pravaz la matière suspendue dans de l'eau stérilisée ou une culture en bouillon. Il est évident que la seringue doit aussi être stérile ; pour stériliser les seringues ordinaires, on les lave avec une solution de sublimé à 1 p. 1 000, puis avec de l'alcool et enfin avec de l'eau stérile ; cependant, on a aussi construit des seringues avec piston en amiante, qui peuvent supporter dans l'étuve à air chaud les températures convenables pour leur stérilisation. Avec ces instruments, on peut aussi introduire la matière à inoculer dans la cavité abdominale ou thoracique. On procédera pour ces injections de la même manière que précédemment, en enfonçant l'aiguille de la seringue suivant une direction et à une profondeur convenables.

Dans beaucoup de cas il est indiqué, afin d'imiter aussi fidèlement que possible les conditions naturelles, de faire prendre intérieurement la matière contenant des bactéries. A cet effet, on mélangera celle-ci à la nourriture ou mieux encore on l'introduira dans l'estomac, à l'aide d'une sonde œsophagienne, soit en suspension dans de l'eau stérile, soit sous forme de culture dans le bouillon. Les sucs digestifs normaux des animaux diffèrent généralement de ceux de l'homme quant à leur composition. C'est pour cela qu'il est souvent nécessaire de préparer d'abord l'animal pour l'infection. Les cobayes ne se montrent réceptibles pour le choléra que lorsque l'acide de leur suc gastrique a été neutralisé par introduction, dans l'estomac, de 5 cm³ d'une solution de carbonate de sodium à 5 p. 100 et que les mouvements péristaltiques ont été supprimés par injection dans la cavité péritonéale de 1 cm³ de teinture d'opium par 200 gr. d'animal.

Dans la troisième méthode d'infection, les bactéries sont introduites par les voies respiratoires. Si intéressante que soit cette méthode pour certains buts déterminés, nous ne la décrirons pas, parce qu'il n'y a pas lieu de l'appliquer dans l'analyse de l'eau et que d'autre part sa mise en pratique exige des appareils compliqués et des précautions multiples.

L'infection de l'animal étant un fait accompli, il faut observer les symptômes morbides qui en résultent et les noter. On remarquera, avant tout, la manière dont se comporte le sujet soumis à l'expérience, en dirigeant son attention sur sa mobilité, son apparence, sur l'aspect de sa peau (poils

hérissés) et de ses yeux ; sur la nature de son excrétion intestinale, etc. Pour les grands animaux, on devra noter
l'état du pouls et de la respiration, ainsi que la température
dans le rectum. Après la mort, qui est produite d'une autre
manière dans le cas où l'on doit s'attendre à une guérison,
il faut procéder à la recherche, dans le sang ou les sucs
organiques, de l'espèce de bactérie introduite dans le corps
de l'animal. A cet effet, on établit des cultures par inoculation
en piqûre et en strie, qui doivent offrir la même image que
la culture primitive ; lorsque le résultat obtenu n'est pas
suffisamment net, on fait une culture sur plaques, en employant la méthode par dilution mentionnée précédemment
(p. 238). Des préparations colorées faites sur couvre-objet
sont souvent tout à fait suffisantes ; à cet effet, on étale un
peu de sang ou de suc organique sur la lamelle et on colore
(voy. p. 232). Afin d'empêcher l'accès d'autres bactéries, il
faut avoir soin, avant de la sectionner, de nettoyer la peau
avec un liquide bactéricide, qui avant que l'on ait commencé
l'autopsie de l'animal doit être éliminé avec de l'alcool et de
l'eau stérilisée. L'autopsie ne doit être faite qu'avec des instruments flambés.

Pour voir les bactéries sur place dans les tissus, on durcit
de petits morceaux d'organes dans l'alcool absolu et on en
fait des coupes à l'aide d'un microtome. Il serait trop long
d'entrer dans la description détaillée des procédés actuellement usités pour la préparation des coupes et leur coloration ; nous nous contenterons de renvoyer aux ouvrages
spéciaux. Cette lacune dans un livre sur l'analyse de l'eau

est d'autant plus justifiée que la nécessité de la préparation des coupes microscopiques ne se présentera que dans des cas spéciaux.

4. Quelques remarques sur la recherche des micro-organismes pathogènes.

La manière dont les microorganismes pathogènes peuvent pénétrer dans le corps de l'homme et y provoquer des maladies est extrêmement variée. Il n'est pas impossible qu'ils soient accidentellement bus avec l'eau et que, les conditions étant favorables, ils deviennent la cause du développement de maladies. L'analyse de l'eau à ce point de vue offre donc une très grande importance. Les méthodes décrites pour la recherche des bactéries ne sont pas en général suffisantes pour cet objet. Les germes pathogènes seront très rarement assez nombreux pour que, vu la petite quantité d'eau employée pour l'essai, ils se rencontrent sur la plaque de culture en quantité telle qu'ils ne puissent pas passer inaperçus lors de l'examen. Il est tout à fait impossible d'éviter que de pareilles colonies perdues au milieu d'un grand nombre de colonies de bactéries aquatiques n'échappent pas à l'observation, de sorte que leur découverte est l'œuvre du hasard. En outre, l'énergie du développement des premières est généralement si peu intense qu'elles sont envahies par les autres. Ce danger est d'autant plus grand que la recherche des microorganismes pathogènes est dans la plupart des cas pratiquée sur des eaux, qui sont déjà par elles-mêmes très contaminées.

Parmi les germes pathogènes étudiés jusqu'ici, il y a surtout lieu de considérer sous ce rapport le bacille typhique et le vibrion du choléra. Mais précisément pour ces deux espèces, les conditions sont compliquées par ce fait que leur mélange avec l'eau a lieu en même temps que l'introduction de bactéries du canal digestif et de matières septiques par les déjections, les matières vomies ou le lavage de linge contaminé. Dans les pages suivantes nous allons indiquer comment doivent être conduites les expériences en vue de la recherche de ces deux espèces.

a. Bacille typhique (bacille d'Eberth).

On a remarqué que cette bactérie est beaucoup plus résistante que les autres aux solutions étendues d'acide phénique, et l'on a basé sur cette observation une méthode de recherche du microorganisme en question, qui a été presque généralement adoptée de préférence à un grand nombre d'autres. Par ce procédé, on empêche de prime abord le développement de toute une série d'autres germes. Parmi les très nombreux modes opératoires qui ont été proposés, nous n'en mentionnerons que quelques-uns. *Chantemesse* et *Widal* se sont servis d'une gélatine nutritive, qui était additionnée de 0.2 p. 100 d'acide phénique. *Thoinot* a cherché à diminuer la teneur en autres germes en mélangeant un demi-litre de l'eau avec 20 gouttes d'acide phénique et ne préparant des plaques d'après le principe précédent qu'au bout de quelques heures. La méthode de *Vincent* et *Parietti*, qui a pour but l'enrichissement de l'eau, a été perfectionnée par *Péré*, qui a employé de plus grandes quantités d'eau dans des conditions d'expérience analogues. Il mélange 830 cm³ d'eau avec 100 cm³ de bouillon de bœuf neutre et stérile, 50 cm³ de solution de peptone à 10 p. 100 neutre et stérile, et 20 cm³ d'une solution d'acide phénique à 5 p. 100. Le tout est ensuite réparti dans 10 ballons stériles et maintenu pendant quinze à trente heures à une température de 32 à 36° ; si le liquide se trouble, il l'ensemence à l'aide d'un fil de platine recourbé en boucle, d'une part, dans un bouillon nutritif normal, qui éventuellement peut déjà donner une culture pure ; d'autre part, il prépare de la même manière un mélange stérilisé de 1 gr. d'acide phénique, 5 gr. de peptone et 100 cm³ de bouillon pour un litre d'eau et il le distribue dans des tubes à essais stériles, qui cette fois ne sont abandonnés que pendant 6 heures à une température moyenne de 32°. Qu'il se soit produit ou non un trouble, on ensemence maintenant dans des tubes, qui renferment également du bouillon nutritif étendu contenant de l'acide phénique. Si dans les mêmes conditions de température, abstraction faite du temps, il se produit encore un trouble, c'est l'indice de la présence du bacille typhique ou du *Bacterium coli commune* ou d'un mélange des deux. A l'aide d'une culture sur plaque de gélatine, on pourra effectuer la séparation et la distinction des espèces.

Holz prépare avec le suc de pommes de terre crues fraîchement exprimé une gélatine, dont le degré d'acidité est établi de façon que 10 cm³ nécessitent pour leur neutralisation 2,4 à 3,3 cm³ d'un alcali normal décime. Dans cette gélatine, le développement des autres bactéries est beaucoup plus retardé que celui du bacille typhique, et cela a lieu à un degré encore plus élevé à la suite d'une addition de 0,05 p. 100 d'acide phénique ; les mucédinées et les champignons-ferments surtout sont ainsi arrêtés dans leur développement.

Elsner emploie également une gélatine à la pomme de terre (extrait de 500 gr. de pommes de terre pour un litre d'eau) avec le même degré d'acidité que celle de *Holz* et à laquelle est ajouté au moment de l'emploi 1 p. 100 d'iodure de potassium. Sur ce milieu nutritif, il ne se développe, pour ainsi dire, que le *Bacterium coli* et le bacille typhique, et les différences dans le mode de développement de ces deux espèces consistent en ce que, au bout de vingt-quatre heures, les colonies typhiques ne sont pour ainsi dire pas encore visibles, tandis que celles du *Bacterium coli* apparaissent dans leur développement complet. Au bout de quarante-huit heures, les colonies typhiques se présentent sous forme de petites masses, très brillantes, analogues à des gouttes d'eau et très finement granulées, qui se trouvent à côté des grandes colonies, à granules beaucoup plus gros et colorées en brun du *Bacterium coli*.

De toutes les méthodes imaginées en vue de la recherche dans l'eau du bacille typhique, *Loesener* ne considère comme réellement pratique que celle qui est basée sur l'emploi d'une gélatine contenant 0,03 à 0,05 p. 100 d'acide phénique. Il renonce à l'enrichissement de l'eau et propose de préparer des séries de plaques d'un échantillon d'eau *aussi nombreuses que possible*. Il indique comme signes caractéristiques du bacille typhique :

1. L'aspect caractéristique de la culture superficielle sur gélatine ;

2. La vivacité du mouvement des bâtonnets, très variables de forme, dans un milieu nutritif leur étant favorable ;

3. Les nombreux filaments flagelliformes, dont la périphérie des bâtonnets est armée ;

4. Le refus de la coloration de *Gram* ;

5. Le développement en milieux nutritifs avec additions de sucre de raisin, de lait ou de canne, sans production de gaz ;

6. Le développement dans le lait stérile, sans le coaguler ;

7. Le développement dans un milieu nutritif contenant de l'albumine, sans former d'indol (phénol) ;

8. La formation, dans le petit lait, d'une quantité d'acide qui ne dépasse pas la limite de 3 p. 100 (correspondant à une quantité équivalente de lessive de soude normale décime) ;

9. Le développement, sur la pomme de terre, de la même manière que celui d'une culture parallèle de bacille typhique sur l'autre moitié de la *même* pomme de terre ;

10. Le non-développement dans la solution normale de *Maassen* additionnée de glycérine.

Mais ces signes considérés isolément ne sont pas caractéristiques pour le bacille typhique, il faut qu'ils soient tous réunis pour qu'on puisse affirmer la présence de ce microorganisme (*Loesener*).

Relativement aux méthodes à employer pour établir cette caractéristique, nous devons renvoyer aux ouvrages spéciaux et surtout au travail étendu publié par *Loesener* [1].

[1] *Arbeiten aus dem Kaiserl.-Gesundheitsamte*, t. XI.

[On peut aussi employer avec avantage, pour la recherche du bacille typhique, la méthode suivante, qui a pour base un procédé de sérodiagnostic de la fièvre typhoïde indiqué par *Widal*[1] :

On ensemence en solution de peptone une colonie développée en milieu *Esiner* et que l'on soupçonne se rapprocher du bacille typhique ou du coli-bacille, puis on expose à l'étuve à la température de 30°. Au bout de vingt-quatre heures, on introduit dans la culture trois gouttes de sérum de cheval immunisé contre le bacille typhique (ou de sérum de convalescent de la fièvre typhoïde); on mélange bien en agitant et on abandonne au repos pendant une ou deux heures. Si la bactérie suspecte est le bacille typhique, on constate que la solution a subi une sorte d'encollage, qu'elle s'est éclaircie et que les bacilles se sont précipités au fond du vase sous forme de masses granuleuses. Cette réaction est tout à fait caractéristique du bacille d'*Eberth*. Le coli-bacille et les autres espèces voisines ne produisent rien de semblable, la solution de peptone ne s'éclaircit pas. Mais pour que l'expérience réussisse, il est absolument indispensable de faire usage d'une culture de vingt-quatre heures au plus, afin de bien observer la précipitation granuleuse et l'éclaircissement de la liqueur, ce que l'on peut faire à l'aide du microscope.]

b. Vibrion du choléra.

La recherche dans l'eau des bactéries du choléra par cul-

---

[1] *Société médicale des hôpitaux*, 26 juin 1896.

ture sur plaques de gélatine d'après la méthode usuelle n'avait eu jusqu'à présent à enregistrer que des succès isolés, de sorte qu'une modification de la méthode pour ce cas semblait indiquée, d'autant plus que, outre l'incertitude inévitable, la longueur du temps nécessaire pour l'expérience retardait généralement les mesures prophylactiques à prendre. En présence de l'extension souvent rapide que prennent les épidémies cholériques, la recherche aussi prompte que possible des bactéries du choléra dans l'eau suspectée offre la plus grande importance. D'après une méthode proposée par *R. Koch*[1], on peut arriver au but rapidement et sûrement :

« ..... On opère sur des quantités d'eau aussi grandes que possible ; on y ajoute immédiatement une quantité suffisante de peptone et de sel marin (1 p. 100 de chaque substance)..... Le mélange est ensuite maintenu à la température de 37°. Au bout de dix, quinze ou vingt heures, on ensemence sur plaque d'agar des échantillons de cette culture, dont l'examen microscopique n'offre dans ce cas qu'une importance secondaire, parce que presque toutes les eaux, traitées comme il vient d'être dit, donnent naissance à des bactéries courbes, qui ressemblent beaucoup morphologiquement aux bactéries du choléra. Toutes les colonies développées sur la plaque d'agar sont au contraire, si leur aspect permet de suspecter leur origine, examinées d'abord au microscope et, dans le cas où elles se composent de bactéries courbes, il faut en faire une nouvelle culture, en vue de la recherche de l'indol et de l'expérimentation physiologique, qui dans les analyses

---

[1] *Zeitschrift für Hygiene und Infektionskrankheiten*, t. XIV.

d'eau doivent en toutes circonstances compléter la diagnose. D'après l'expérience acquise jusqu'à ce jour, il semble convenable de ne pas prendre, de l'eau à essayer, une quantité plus grande que 100 cm³ environ et il serait également mieux de traiter un certain nombre d'échantillons séparés que d'aller au delà de cette quantité. »

Nous allons maintenant reproduire, avec quelques détails, les procédés dont il vient d'être question, en empruntant leur description au mémoire cité.

Dans ce cas, on ne préparera pas les *plaques d'agar* en mélangeant l'échantillon pris dans la culture en peptone avec l'agar liquéfié et coulant ensuite celui-ci ; l'agar nutritif stérile est versé dans un godet de *Petri* et, lorsqu'il s'est solidifié, on ensemence sur la masse le liquide prélevé à l'aide d'un fil de platine courbé en anneau à la surface de la culture en peptone. On obtient ainsi des colonies placées superficiellement, qui sont facilement accessibles pour le traitement ultérieur. Les plaques d'agar sont maintenues à 37°. Le développement des bactéries du choléra se caractérise par « des colonies de grandeur modérée, ayant un aspect particulier, transparentes et de couleur brun-gris clair, tandis que presque toutes les autres bactéries dont il peut être ici question forment des colonies moins transparentes ». Lorsque l'agar se solidifie, il se sépare à sa surface un liquide aqueux. Comme ce dernier s'oppose au développement de colonies isolées, il faut, avant de s'en servir, conserver pendant quelques jours dans l'étuve à incubation les godets de *Petri* contenant l'agar, afin que le liquide s'évapore.

La *réaction de l'indol* (*du rouge du choléra — Choleraroth*), qui a été découverte par *Bujwid,* ainsi que par *Dunham,* est basée sur ce fait qu'en présence d'indol et d'acide azoteux l'acide sulfurique produit une coloration rouge. Mais pour que celle-ci se manifeste, il est nécessaire d'opérer dans des conditions toutes particulières.

Koch dit à ce sujet :

« Avant toutes choses, il faut se procurer une peptone convenable, parce que toutes les sortes de peptones ne donnent pas de résultats également bons. Il est probable que cette différence, comme l'a indiqué *Bleisch,* tient à ce que les sortes de peptones qui ne donnent pas bien la réaction renferment trop peu ou trop d'azotates. On doit donc à l'aide d'expériences préliminaires découvrir une peptone convenable et s'en procurer une provision suffisante, ou bien on peut aussi à des peptones pauvres en azotates ou n'en contenant pas, si l'on peut s'en procurer de pareilles, ajouter, comme le faisait *Bleisch,* une quantité convenable d'un azotate. Il faut en outre, pour que la réaction soit probante, que l'acide sulfurique employé soit exempt d'acide azoteux. Enfin, la réaction ne doit être produite qu'avec une culture pure de bactéries du choléra. S'il n'en est pas ainsi on peut objecter, dans le cas de la réussite de l'expérience, que l'indol ou l'acide azoteux proviennent d'autres bactéries. Comme la réaction avec des cultures qui se sont développées dans du bouillon de viande, bien qu'il renferme de la peptone, ne se manifeste pas aussi uniformément et aussi nettement, on devrait toujours la produire avec des cultures dans une solution de peptone. »

L'expérimentation sur les animaux n'est pas ici effectuée par introduction de la matière à inoculer dans le canal digestif, mais par injection intrapéritonéale.

Suivant l'indication de *R. Pfeiffer*, il faut injecter dans la cavité abdominale d'un cobaye du poids de 300 à 350 grammes, 1,5 milligr. environ de la culture. Cette dose suffit pour produire la mort; avec les grands animaux, il faut la prendre plus forte. D'après *Pfeiffer*, on prélève cette quantité de culture à la surface de l'agar à l'aide d'une bouche de platine de grandeur convenable, on étend avec 1 cm³ de bouillon stérile et, avec une seringue de Pravaz également stérile, on l'injecte dans la cavité abdominale.

Les symptômes de l'empoisonnement apparaissent au bout de une heure et demie à deux heures; ils se caractérisent d'abord par une grande agitation de l'animal, suivie de prostration; ce dernier se couche généralement sur le côté. La *température s'abaisse* de 2 à 3°, et une grande faiblesse s'empare de l'animal. Les extrémités postérieures semblent paralysées; de temps en temps, il se produit des mouvements convulsifs fibrillaires dans les muscles. L'animal est maintenant froid au toucher; la température peut descendre au-dessous de 30° dans le rectum. La mort a lieu généralement, au milieu des symptômes qui viennent d'être décrits, au bout de douze à seize heures.

R. Pfeiffer et *Issaeff* signalent comme *très* caractéristique la manière dont se comporte le bacille du choléra dans la cavité péritonéale du cobaye, lorsque celle-ci renferme en même temps du sérum d'un animal immunisé contre le choléra. L'exécution de pareilles expériences exige de grandes précautions et l'observation stricte des indications données par les auteurs dans leur travail original (*Ueber die specifische Bedeutung der Choleraimmunität*, in Zeitschr. f. Hygiene und Infecktionskrankheiten, t. XVII).

CHAPITRE VI

INTERPRÉTATION DES RÉSULTATS DE L'ANALYSE

On ne pourra se faire une idée de la qualité d'une eau que par son analyse complète. Ce n'est que de cette façon que l'on peut tirer des conclusions relativement à son emploi aux différents usages, bien que sous beaucoup de rapports il soit difficile de se prononcer en se basant sur l'analyse *seule*. Les modifications de l'eau qui résultent de causes géologiques et celles qui sont produites par des actions physiques, sont très différentes. Toutes les deux sont sous la dépendance de la localité et déjà pour cette raison il n'est pas possible d'établir des règles déterminées pour leur appréciation. On a cependant essayé d'indiquer des valeurs limites ; mais ces données peu précises ne peuvent pas être mises à profit pour une appréciation exacte. Il me suffira de rappeler la diversité de composition que *Reichardt* a constatée avec des eaux de provenance différente (voy. p. 16); la composition chimique ne peut pas toujours suffire par elle-même pour faire rejeter l'eau ou la déclarer bonne. Comme on l'a déjà dit, d'autres conditions doivent aussi attirer tout spécialement l'attention. Cette circonstance permet précisément d'attribuer au résultat de l'analyse son importance exacte, abstraction faite de son expression en poids ou en nombre, et de lui donner sa véritable interprétation. On sera très fréquemment en position de se faire par la voie de la comparaison une opinion exacte. De la nature d'une eau de puits ou de fontaine, on ne tirera pas, par exemple, des conclusions sur la composition de la nappe souterraine de cette contrée, mais à la suite de l'opinion acquise par la vue on s'enquerra des causes de pollution possibles et, par l'essai d'eaux du voisinage, qui sous ce rapport sont irréprochables, on saura jusqu'à quel point est justifié le soupçon que l'on avait conçu. Ce serait aussi une erreur de conclure d'*une* analyse à la contamination d'un fleuve ou d'une autre eau superficielle ; ici également, il faut avoir égard *à sa cause* et la différence dans la composition de l'eau entre un point où son action est exclue et un autre point où l'on doit s'attendre à un mélange complet avec les immondices déversés dans l'eau permettra seule de juger exactement le degré de la contamination existente. Nous avons déjà attiré l'attention sur ce point lors de la description des précautions à prendre pour le prélèvement des échantillons ; et ces précautions ne sauraient être trop recommandées, afin d'éviter des conclusions prématurées.

Le mode d'emploi de l'eau est d'importance moindre pour son appréciation. Nous devons cependant faire une différence entre l'eau de boisson et l'eau destinée aux autres usages, et, en ce qui concerne cette dernière notamment, l'industrie exige certaines conditions, qui doivent être regardées comme d'une grande importance pour la prospérité de la branche d'industrie considérée. Au point de vue hygiénique, nous devons au contraire exiger de l'eau qui trouve emploi dans le ménage ou dans le voisinage immédiat de notre habitation le même degré de bonté et de pureté que pour l'eau de boisson, à moins qu'on ne soit forcé de renoncer à cette exigence par suite de raisons particulières (impossibilité de se procurer la quantité d'eau nécessaire). Il est aussi à remarquer que lorsqu'on emploie de l'eau impure aux usages mentionnés en dernier lieu notre santé peut en souffrir, aussi bien que lorsque cette même eau est prise comme boisson. Avec une pareille eau, nous apportons dans notre voisinage le plus immédiat des substances dont la décomposition peut donner naissance à des états pathologiques ; d'autre part, les germes de maladies que l'eau peut renfermer ou qui par d'autres circonstances ont pu se répandre à côté ou à l'intérieur de nos habitations, peuvent alors trouver des conditions favorables pour une abondante pullulation, de sorte que l'on doit rapporter indirectement le développement de maladies à la nature de l'eau.

Pour ces raisons, je crois qu'il convient, en parlant de l'appréciation de l'eau, de ne pas établir de distinction entre l'eau de boisson et l'eau destinée aux autres usages, mais en lieu convenable d'attirer particulièrement l'attention sur les points qui se rapportent à cette différence d'usage.

D'une eau qui doit servir comme boisson nous exigeons d'abord qu'elle soit *exempte de toute odeur et de toute saveur étrangères, qu'elle offre un degré de pureté et de limpidité facilement reconnaissable et qu'elle soit incolore.* Une eau qui ne possède pas ces propriétés est instinctivement rejetée comme boisson : elle est répugnante et par cela même préjudiciable à la santé, même si les substances qui la rendent ainsi n'ont pas une action nuisible. L'eau, ingérée pour étancher la soif devant en première ligne être considérée comme un moyen de se procurer une satisfaction, doit aussi être constituée de façon qu'en la buvant nous éprouvions du plaisir.

Pour l'eau destinée aux autres usages, il n'y a pas lieu de considérer la saveur, mais il faut faire attention à l'odeur. Bien que cette dernière, dans les cas où l'eau est chauffée, comme lorsqu'on la fait bouillir, puisse disparaître, son existence est cependant rebutante dans certaines circonstances, si l'on considère son origine. Nous parlerons plus loin de ces deux propriétés avec quelques détails, lorsqu'il sera question de substances décelées par l'analyse chimique, auxquelles on peut attribuer leur existence.

Pour certains usages, la pureté de l'eau offre une importance particulière. L'élimination des malpropretés ne peut avoir lieu qu'avec un élément *pur*. Une eau trouble ou colorée ne peut pas être employée pour le blanchissage du linge; les corps qui s'y trouvent en suspension ou les matières colorantes qui y sont dissoutes, comme par exemple les substances humiques ou les combinaisons du fer, ne permettent pas d'atteindre le but désiré.

Il est évident que l'eau destinée à la préparation des boissons, etc., comme la bière, le vin, le vinaigre, doit sous ce rapport être tout à fait irréprochable.

La température de l'eau nous procure un agrément particulier lorsque nous ingérons ce liquide. Nous apprécions en la buvant à sa source son action rafraîchissante et nous sommes peu satisfait lorsque nous devons éteindre notre soif avec de l'eau plus chaude. Il est difficile de toujours se conformer à ce désir, et cela ne sera possible que si l'eau, ne subissant pas l'action de la température extérieure, conserve toujours celle de la couche profonde du sol, de laquelle elle provient. Comme nous l'avons vu précédemment, on n'observe cette propriété que dans les sources provenant de grandes profondeurs. Suivant la puissance de la couche du terrain qui se trouve au-dessus ou l'influence directe de la température extérieure, comme pour les eaux superficielles, la température de l'eau subit toujours certaines variations ; dans la saison froide ou chaude, elle sera d'après cela basse ou élevée. Les recherches effectuées par *Reichardt* nous donnent sur ce point des renseignements intéressants ; il a constaté les différences suivantes :

	TEMPÉRATURE	
	Maxima.	Minima.
Source.	10°,8 (le 27 août)	9°,5 (le 26 mai).
Eau de rivière . .	18,9 (le 30 juillet)	1,4 (le 1er janvier).
Fontaine à pompe.	11,0 (le 2 octobre)	5,4 (le 28 février).

Les limites de fraîcheur les plus convenables sont entre + 6 et + 15° ; on ne doit pas conseiller de descendre au-dessous, parce qu'une eau plus froide peut produire des troubles digestifs ; en allant au contraire au-dessus, la saveur de l'eau devient fade et elle n'est pas rafraîchissante. Lorsque de pareilles températures ne sont pas données par la nature, il faut s'efforcer de les obtenir artificiellement. Ainsi, on cherchera à protéger contre l'influence de la chaleur ou du froid de l'air extérieur l'eau de rivière purifiée par filtration en la conservant dans des réservoirs appropriés ; dans certaines circonstances, on pourra aussi régler convenablement la température de l'eau avant son ingestion, en l'abandonnant pendant longtemps dans le vase où elle doit être servie ou en y mettant de la glace préparée avec de l'eau irréprochable.

De même qu'il n'est pas possible d'établir des règles déterminées pour les propriétés physiques de l'eau, les résultats de l'analyse *chimique* ne peuvent aussi servir de base pour une appréciation exacte de l'eau que si on les considère au point de vue relatif. *L'analyse chimique n'a pas surtout en vue la détermination de la quantité des éléments qui peuvent être nuisibles; mais son principal but consiste à mettre en évidence les altérations que l'eau a subies dans les différentes étapes de son parcours, afin de tirer des notions ainsi acquises une conclusion sur la nature de la contamination et l'importance du danger qui peut en résulter.* Le plus souvent, les matières produisant la contamination ne s'offrent pas à nous sous leur forme primitive, mais nous les reconnaissons à la présence des éléments produits par les processus de décomposition. Il est par suite indiqué de parler isolément de ces éléments, s'il doit en être question lors de l'essai chimique de l'eau et de s'occuper de leur origine, ainsi que des inconvénients que peut avoir leur présence.

Il a déjà été question des *éléments en suspension*, en tant que c'est à leur absence qu'est due la limpidité de l'eau. Dans une eau destinée à servir comme boisson, ces éléments ne doivent jamais être en quantité assez grande pour produire un trouble reconnaissable, quelle que soit leur espèce, car l'eau offre alors un vilain aspect et devient rebutante. Comme on l'a déjà dit, la présence d'éléments en suspension dans l'eau est également nuisible pour un grand nombre d'usages industriels.

Le *résidu*, qui est l'expression du poids des substances dissoutes desséchées à 110°, mérite d'attirer l'attention, parce qu'il représente la somme de tous les éléments chimiques non volatils. Pour l'eau de boisson, on est disposé à admettre comme extrême limite 500 milligr. par litre; mais on ne peut pas toujours considérer ce chiffre comme une règle, parce qu'il n'est pas impossible que dans une eau non contaminée ce chiffre soit dépassé par suite de conditions géologiques particulières. Lorsqu'il s'agit d'une eau destinée à l'alimentation des chaudières à vapeur, un faible résidu est toujours indiqué, parce que, suivant la quantité d'eau vaporisée, ses éléments dissous donnent lieu plus ou moins rapidement à la formation d'incrustations, dont la production est une cause de perturbation dans le travail et peut même devenir dangereuse. La diminution du pouvoir dissolvant de l'eau offre moins d'importance sous le rapport industriel, elle doit cependant être mentionnée.

Comme nous l'avons montré précédemment, la *perte* qu'éprouve le résidu *par calcination* ne fournit aucune indication certaine sur la quantité de la portion organique des matières dissoutes. Cependant, de grandes différences de poids devront toujours être prises en considération et parler en faveur d'une forte contamination par des substances organiques. Cette détermination a plutôt un caractère qualitatif que quantitatif.

On obtient des indications plus précises sur la quantité des *matières organiques* en déterminant à l'aide du permanganate de potassium la proportion d'oxygène qui est nécessaire pour leur oxydation. Cette méthode est évidemment précieuse pour l'analyse de l'eau ; il est cependant probable que les résultats qu'elle fournit ne peuvent pas correspondre aux proportions réelles. La diversité des nombreuses substances, qui sont ici en question et dont la composition est le plus souvent inconnue, ne permet pas que l'on s'attende à un résultat de même valeur dans tous les cas. En outre, cette matière est extrêmement instable.

K.-B. Lehmann a mis en évidence, à l'aide d'intéressantes expériences, la diversité d'action sur les matières organiques de l'oxygène se séparant du permanganate de potassium. D'après ces expériences, il a été consommé de la quantité d'oxygène théoriquement nécessaire les proportions suivantes :

DURÉE de l'ébullition.	ACIDE TARTRIQUE	SUCRE DE RAISIN	SUCRE DE CANNE	ACIDE BENZOÏQUE	ACIDE PHÉNIQUE	LEUCINE
	p. 100	p. 100	p. 100	p. 100	p. 100	p. 100
10 minutes . . .	95,6	61	55,1	3,7	73,5	11,4
5 — . . .	75	42,7	53,8	2,1	41,1	10,8

Il est évident que, en présence du défaut d'uniformité dans la manière dont se comportent des corps dont la composition est connue, il est d'autant plus difficile d'éviter des erreurs dans la détermination d'autres substances impossibles à définir exactement. Nous ne devons pas cependant déprécier la valeur de cette méthode. Si l'on admet que dans *une* série de recherches les causes d'erreur sont toujours les mêmes, en supposant que les conditions dans lesquelles sont effectuées les expériences soient identiques, les résultats obtenus sont comparables entre eux et ils offrent alors en tout cas de précieux points d'appui pour l'appréciation. Les eaux pures sont en général très peu oxydables. D'après les observations de *K.-B. Lehmann*, une eau dont les matières organiques exigent par litre 2,0 à 2,5 milligr. d'oxygène doit être considérée comme suspecte ; *Tiemann* et *Gaertner* désignent comme permise la limite de 2 milligr. d'oxygène. Dans tous les cas, lorsqu'on trouve des quantités plus grandes, on doit admettre qu'il existe une contamination continue ou directe de l'eau par des substances organiques, ou que le trajet que l'eau parcourt est trop court ou impropre pour une minéralisation complète. Si de pareilles eaux sont destinées à l'alimentation, elles doivent être considérées comme suspectes, et l'analyse doit alors être conduite de façon à découvrir les causes de la contamination.

[*Pouchet* et *Bonjean*[1] ont dosé les matières organiques dans des eaux pures additionnées de produits organiques bien définis ou provenant de matières organiques de composition complexe, putréfiées ou non. Les résultats qu'ils ont obtenus montrent que les produits d'origine végétale absor-

[1] *Annales d'hygiène*, juillet 1897.

bent toujours bien plus d'oxygène en solution acide qu'en solution alcaline, tandis que le contraire a lieu avec l'urine, les matières fécales, les produits de la putréfaction des matières albuminoïdes, les eaux de lessivage de terres renfermant des déjections alvines et des fumiers, ainsi qu'avec les eaux de lavage du linge. Des dosages effectués par les expérimentateurs que l'on vient de nommer, on peut conclure que lorsque la quantité d'oxygène aborbée par les matières organiques est supérieure à 1 milligr. par litre et que ce chiffre est plus élevé en solution alcaline qu'en solution acide, on doit considérer comme suspecte la matière organique contenue dans l'eau soumise à l'essai. Les proportions de matière organique représentées par des quantités d'oxygène inférieures à 1 milligr., tout en indiquant que l'eau est peu chargée en ces matières, ne permettent pas cependant d'une manière absolue de considérer l'eau comme inoffensive, car *Pouchet* et *Bonjean* ont remarqué que c'est précisément dans les eaux relativement très pauvres en matières organiques oxydables que l'on rencontre surtout le bacille typhique ou autres microorganismes pathogènes.

L'exactitude de ces faits est d'ailleurs mise en évidence par le relevé de 1.127 analyses d'eaux effectuées au laboratoire du Comité consultatif d'hygiène par les auteurs précités. Ces derniers ont, en effet, trouvé, pour la matière organique au-dessus de 1 milligr., 297 fois un excès d'oxygène absorbé en solution alcaline. Sur ces 297 échantillons d'eau, on a constaté que 251 étaient souillés par des matières fécales, des matières organiques putréfiées, des eaux de lavoir, et on a

pu en isoler le coli-bacille, le bacille typhique, des staphylocoques pyogènes, le bacille pyocyanique, les bacilles chro-
mogènes des matières fécales, les bactéries putrides, etc. On
peut donc affirmer que 85 fois sur 100 le fait que les eaux
réduisent davantage en solution alcaline le permanganate de
potasse doit faire soupçonner sérieusement leur contamination par des matières organiques, dont la nature doit les
faire rejeter de l'alimentation.]

Les *chlorures* de l'eau, qui le plus souvent s'y trouvent
sous forme de sel sodique, plus rarement sous forme de sels
de potassium, de calcium ou de magnésium, sont d'origine
minérale ou bien ils proviennent d'eaux résiduelles qui sont
venues se mélanger à l'eau. Pour l'appréciation de l'eau destinée à l'alimentation, il faut accorder une très grande importance à ce dernier cas. Les produits d'excrétion du corps de
l'homme et des animaux, surtout l'urine, ainsi que les eaux
ménagères sont riches en chlorure de sodium. Si de pareilles
substances viennent se mêler à l'eau de boisson nous devons
voir dans ce mélange une altération dangereuse de celle-ci.
Le sel marin, dans la proportion où on le trouve en pareils
cas, n'a pas par lui-même d'action nuisible sur la santé ;
cependant sa provenance donne à penser au point de vue
hygiénique. Au contraire, on ne doit accorder d'importance
aux chlorures qui proviennent du règne minéral que si la
saveur de l'eau et sa convenance pour d'autres usages en
sont influencées. Toute eau présente une certaine teneur en
chlore, qui ne doit pas cependant dépasser 30 milligr. par
litre pour l'eau destinée à être bue, en supposant que sa

présence ne puisse pas être rapportée à la lixiviation de sels se rencontrant dans la nature.

Dans l'eau, l'*acide sulfurique* est généralement combiné au calcium et il provient dans cette combinaison (sulfate de calcium) de la formation géologique que l'eau a traversée. Son dosage est fait sous cette forme. Beaucoup d'eaux de mines, comme celles des mines de lignite, sont souvent riches en acide sulfurique.

L'*hydrogène sulfuré* est au contraire presque toujours un produit de putréfaction; on le rencontre lorsque les eaux sont fortement contaminées par des matières organiques ou dans celles qui offrent passagèrement des conditions de nutrition favorables pour des champignons inférieurs, surtout pour les beggiatoées. Ces dernières notamment peuvent accumuler dans leur organisme le soufre de la matière nutritive, qui après la mort de ces formes végétales donne lieu, celle-ci entrant en putréfaction, à la formation d'hydrogène sulfuré. Notre odorat est extrêmement sensible pour ce gaz; déjà pour cette raison, une eau qui en est chargée, ne convient pas pour l'alimentation, surtout si sa présence est le signe d'une contamination dangereuse. L'hydrogène sulfuré a été aussi observé dans un grand nombre de puits de la grande plaine de l'Allemagne du Nord; son origine doit être ici rapportée à d'autres causes. Ainsi, en présence d'oxygène et de matières organiques en voie d'oxydation, le gypse peut être transformé en sulfure de calcium, qui par l'action de l'acide carbonique de l'eau et de l'air dégage de l'hydrogène sulfuré (*Lepsius*).

L'acide carbonique libre communique à l'eau une saveur agréable, bien qu'il ne soit pas impossible que des eaux dans lesquelles l'acide carbonique n'existe qu'à l'état combiné, offrent aussi cette agréable propriété (*Volffhügel*). On ne le rencontre dans le premier état que lorsqu'il ne peut plus se combiner à du carbonate de calcium ou de magnésium ou à du carbonate de protoxyde de fer ; c'est pour cela que nous l'observons notamment dans les régions ou les formations, qui sont pauvres en ces minéraux. *L'acide carbonique à demi combiné* ne doit attirer l'attention que parce que dans certaines circonstances il peut se dégager à la température de l'appartement et lorsque l'eau est conservée pendant long-temps, et alors les monocarbonates insolubles se précipitent et donnent à l'eau un aspect désagréable. *L'acide carbonique entièrement combiné* est uni au potassium ou au sodium ; il n'offre aucun intérêt particulier au point de vue hygiénique ; sa détermination n'est nécessaire que pour le dosage de l'acide carbonique libre.

La recherche de *l'ammoniaque*, de *l'acide azoteux* et de *l'acide azotique* offre une grande importance, ces corps étant des produits de la décomposition de matières azotées altérant la pureté de l'eau. La présence de l'ammoniaque et d'acide azoteux indique que ces substances ne trouvent pas dans le sol les moyens suffisants pour leur oxydation complète, ou que leur apport est si abondant que les processus physiques et chimiques de l'oxydation ne peuvent plus en venir à bout. Si de l'acide azotique se trouve en grande quantité, il est à redouter que cet état se produise tôt ou tard, parce que l'activité de ces processus diminue avec la sursaturation du sol. L'existence d'un pareil état devra être soupçonnée, lorsqu'on trouvera, à côté de l'acide azotique, de l'acide azoteux et de l'ammoniaque. Dans l'eau de boisson, des quantités dosables des deux dernières substances de cette origine sont toujours dangereuses, tandis que la présence de la première *seule* indique qu'il s'est produit une contamination qui a été neutralisée et sa quantité doit être appréciée en conséquence. De l'ammoniaque libre est souvent apporté à l'eau par les eaux des fabriques (usines à gaz); dans ce cas aussi, l'eau doit être rejetée comme boisson. Les faibles quantités d'ammoniaque qui peuvent exister dans des eaux de puits profonds sont indifférentes, en tant que les conditions extérieures permettent d'exclure complètement une contamination de l'espèce dont il vient d'être question. Ces éléments n'ont en général aucune importance lorsqu'il s'agit d'une eau destinée aux usages industriels.

La présence de l'*acide phosphorique* doit être considérée comme une contamination très dangereuse; dans les eaux pures, on ne trouve pour ainsi dire pas du tout d'acide phosphorique, tandis qu'on en rencontre toujours dans les eaux d'égout, où il est apporté notamment par l'urine. Cet acide étant absorbé avec avidité par le sol, son existence indique une action insuffisante de ce processus.

Le dosage de l'*oxygène* offre un point d'appui pour l'appréciation, notamment en tant que dans les eaux superficielles ce gaz disparaît parallèlement à l'importance de la contamination, dans la proportion où il est consommé pour l'oxydation des matières apportées à l'eau.

Le *calcium* et le *magnésium* communiquent à l'eau sa dureté. Cette propriété n'offre pas une grande importance pour l'eau de boisson, bien qu'on renonce facilement à une eau très dure, lorsque c'est possible; elle est au contraire extrêmement importante à considérer lorsqu'il s'agit d'une eau destinée aux usages domestiques ou industriels. On a observé qu'une eau avec une forte proportion de ces éléments empêche le ramollissement des fruits des légumineuses qu'on y fait cuire et rend difficile la préparation de boissons aromatiques, comme le thé et le café. Leur présence est surtout nuisible dans tous les modes de nettoyage où le savon est employé. Comme on l'a déjà indiqué précédemment à propos de la détermination de la dureté, les terres alcalines forment avec les acides gras qui se trouvent dans le savon des combinaisons insolubles. Lorsque pour ces usages on se sert d'une eau dure, une partie est consommée en pure perte. Ici, l'eau la plus douce est toujours la meilleure; une eau avec une dureté de plus de 20 degrés allemands (= 35,80 degrés hydrotimétriques) devrait toujours être rejetée pour cet usage. Il faut également éviter une eau dure pour l'alimentation des chaudières à vapeur, parce qu'elle donne lieu à la formation d'incrustations; dans ce cas, c'est la combinaison sulfurique du calcium qui est la plus à redouter; sous la haute pression de la vapeur, le sulfate de calcium critallise sous forme d'anhydrite et sous cette forme, en englobant différents autres sels insolubles, il adhère si solidement, à l'état d'incrustations, aux parois de la chaudière qu'il ne peut être enlevé qu'à coups de marteau. Son élimination est longue, elle entraîne des frais inutiles et trouble le travail. En outre, il peut donner lieu à des explosions, s'il n'est pas enlevé à temps.

Les *métaux alcalins* méritent d'attirer l'attention pour l'appréciation de l'eau, si leur origine, en tenant compte des conditions locales et autres, peut être rapportée à une contamination par des eaux d'égout, le contenu de fosses d'aisances et autres substances résiduelles. Le *sodium* se rencontre surtout à l'état de chlorure; le dosage du chlore fournira donc déjà un point d'appui, et si le résultat obtenu doit être interprété dans ce sens, il indique une contamination dangereuse. Cela s'applique à plus forte raison au *potassium*. Comme cet élément est retenu énergiquement par le sol, sa présence doit naturellement être interprétée plus sévèrement.

L'acide silicique, l'*alumine* et le *fer* sont des substances dont l'eau s'est chargée pendant sa filtration à travers le sol; elles peuvent par leurs quantités relatives servir de caractères distinctifs pour les eaux profondes et l'eau atmosphérique, lorsque cette dernière est arrivée aux cours d'eau superficiels en parcourant un court trajet à la surface du sol. Le fer se trouve presque toujours en dissolution à l'état de bicarbonate de protoxyde ; lorsque l'acide carbonique à demi combiné se dégage, le sel ferreux se dépose sous forme d'un précipité floconneux jaune grisâtre ou rouge brunâtre. L'eau prend alors un vilain aspect. En outre, lorsque la teneur en

fer est grande, l'eau a une saveur d'encre, qui la rend désa
gréable à boire. L'eau dans laquelle le fer se précipite à
l'état de sesquioxyde, ne convient pas non plus pour le nettoyage du linge, etc., parce qu'elle communique aux objets
que l'on y lave une teinte jaunâtre. — Le fer peut être
éliminé suffisamment de l'eau à l'aide de procédés particuliers.

Le *plomb*, le *cuivre*, le *zinc* et l'*arsenic* peuvent être introduits dans l'eau par des eaux résiduelles de fabriques. Le
plomb peut aussi provenir de l'emploi de tuyaux de conduite
en plomb. Le pouvoir dissolvant de l'eau pour ce métal varie
avec sa composition; il est surtout augmenté par l'acide carbonique libre de l'eau, en présence d'oxygène libre. En présence de l'air, comme cela a lieu avec des conduites incom-
plètement remplies, les chlorures et les azotates agissent de
la même manière, bien qu'à un degré moindre. Le plomb et
l'arsenic sont vénéneux pour l'homme; même en petites
quantités, ils doivent être pris en sérieuse considération,
parce qu'ils s'accumulent dans le corps et finissent par produire des intoxications chroniques. Il n'est pas encore
démontré définitivement qu'il en soit ainsi pour le cuivre et le
zinc; ces métaux doivent cependant être considérés comme
des éléments complètement étrangers à l'eau et pour cette
raison leur absence doit être exigée.

Les corps que fait découvrir l'analyse *micrographique* doivent être appréciés différemment, suivant leur nature. Si
l'eau tient en suspension des matières inorganiques, comme
de l'*argile*, du *limon*, etc., elle présente un vilain aspect.

Lorsque des métaux lourds y sont mélangés, comme cela peut avoir lieu, par exemple, dans le voisinage de bocards, il faut non seulement faire attention au trouble qui en résulte, mais encore aux propriétés que ces corps peuvent avoir ; leur détermination est du ressort de l'analyse chimique. — Les *débris végétaux*, qu'ils aient été introduits dans l'eau par la voie naturelle (grains de pollen, feuilles, etc.) ou par la main de l'homme (déchets de fabriques de pâte de bois, etc.), réunissent à l'inconvénient d'une contamination immédiatement visible celui d'entrer tôt ou tard en décomposition. Pour la même raison, la présence de débris de petits animaux (insectes) doit être considérée comme un grand inconvénient, si elle est constatée fréquemment. Une pareille eau est peu appétissante.

Des *fibres de laine* ou de *coton*, des *poils*, etc., se rencontrent quelquefois dans l'eau de boisson ou dans celle qui est employée aux usages domestiques ; la présence de ces matières est due au voisinage de certaines industries (tannage des peaux, foulage du drap, etc.) ou au mélange avec de l'eau de lavoirs. Ces matières étrangères qui, à cause de leur provenance, peuvent entraîner avec elles d'autres impuretés, excluent l'usage de l'eau, à moins que leur présence ne soit tout à fait accidentelle. On peut dire la même chose avec encore plus de raison pour les substances qui appartiennent aux eaux résiduelles des cuisines, comme les *grains d'amidon* ou qui proviennent de matières fécales, comme les *fibres musculaires*, etc. Sous ce dernier point de vue, les œufs des parasites habitant l'intestin ou de ceux qui de l'animal peuvent être transmis à l'homme offrent une très grande importance.

Les *organismes animaux* qui ont été décrits ne peuvent généralement continuer à vivre que dans des eaux fortement contaminées; la constatation de leur présence complète les résultats obtenus par d'autres moyens. Des individus isolés ne constituent pas une raison suffisante pour rejeter une pareille eau; car, jusqu'à présent, il n'a encore été fait aucune observation relativement à l'action nuisible directe ou indirecte de ces organismes.

Parmi les organismes végétaux, les *algues* sont de nature inoffensive; il existe des individus isolés de ces dernières dans presque toutes les eaux, notamment lorsque celles-ci sont restées pendant longtemps immobiles. Elles n'attirent l'attention que lorsque, étant en grande quantité, elles produisent un changement dans l'aspect extérieur de l'eau.

La présence de *moisissures* et de *champignons-ferments* ne peut qu'exceptionnellement permettre de conclure à un mélange avec certaines eaux résiduelles; c'est ainsi que des ferments se rencontrent quelquefois dans celles des brasseries (*Saccharomyces cerevisiæ*).

Les *bactéries filamenteuses* sont quelquefois gênantes, parce que, par suite de leur énorme développement, elles peuvent obstruer les tuyaux de conduite. On redoute beaucoup sous ce rapport les espèces du genre *Crenothrix*, notamment lorsqu'elles croissent dans une eau ferrugineuse.

Tous cas végétaux inférieurs n'ont pas d'action nuisible sur la santé.

L'analyse *bactériologique* offre pour l'appréciation de l'eau une importance beaucoup plus grande que l'examen microscopique. L'origine des bactéries doit d'abord attirer l'attention d'une façon toute particulière. Une accumulation de bactéries septiques est toujours l'indice d'une contamination par des masses organiques putrescibles. La présence fréquente des formes que l'on observe surtout dans le canal intestinal, comme, par exemple, le *Bacterium coli commune*, doit toujours faire exclure l'emploi de l'eau pour les usages domestiques et comme boisson, même si on n'y rencontre pas d'espèces spécifiquement pathogènes. Pour ce qui concerne le nombre admissible de ces microorganismes, il n'est pas possible de donner des indications précises. Nous exigeons que l'eau destinée à la boisson et aux usages domestiques soit analogue à de l'eau de source pure ; régulièrement, cette eau doit être exempte de bactéries ou ne doit en contenir qu'un très petit nombre, mais une pareille eau est rare et on devra toujours reconnaître des nombres comme 25, 50 ou 90 comme un résultat satisfaisant. Pour les eaux superficielles et surtout si, avant leur emploi, elles sont soumises à un procédé d'épuration, on pourra étendre la limite encore plus loin ; cependant celle-ci, notamment dans le dernier cas, ne devrait pas, conformément aux données de l'expérience, dépasser le nombre 100, abstraction faite des exceptions accidentelles de courte durée. Lorsque c'est une eau superficielle qui alimente une ville, par exemple, la teneur en bactéries doit être l'objet d'un contrôle fréquent, notamment en temps d'épidémie.

S'il ne s'agit pas de l'appréciation directe d'une eau de boisson, le nombre des bactéries peut contribuer à faire connaître la localisation d'une contamination correspondante.

Toutes les fois que l'on découvre des *organismes spécifiquement pathogènes*, n'en trouverait-on même qu'un seul, l'eau ne doit plus du tout être employée comme boisson et aux usages domestiques, et on doit aussi y renoncer pour les usages industriels, en tant qu'une infection est possible.

Il n'a pas été question, dans ce livre, d'une espèce d'organisme très inférieur, les *plasmodies*, bien que dans ces derniers temps on ait constaté que celles-ci jouent un rôle dans les maladies infectieuses. Les méthodes imaginées pour leur recherche ne sont pas encore suffisamment perfectionnées pour qu'on puisse les appliquer à l'analyse de l'eau.

APPENDICE

POIDS ATOMIQUES

D'après L. Meyer et K. Seubert, réduits à une décimale.

NOMS	SYMBOLES	POIDS ATOMIQUES	NOMS	SYMBOLES	POIDS ATOMIQUES
Aluminium .	Al	27	Magnésium .	Mg	23,9
Argent . . .	Ag	107,7	Manganèse. .	Mn	54,8
Arsenic . . .	As	74,9	Mercure. . .	Hg	199,8
Azote	Az	14	Molybdène. .	Mo	95,9
Baryum. . .	Ba	136,9	Nickel. . . .	Ni	58,6
Bore	B	10,9	Oxygène. . .	O	16
Brome . . .	Br	79,8	Palladium. .	Pd	106,2
Calcium. . .	Ca	39,9	Phosphore.	P	31
Carbone. . .	C	12	Platine . . .	Pt	194,3
Chlore . . .	Cl	35,4	Plomb . . .	Pb	206,4
Chrome. . .	Cr	52,4	Potassium. .	K	39
Cuivre . . .	Cu	63,2	Silicium. . .	Si	28
Étain	Sn	117,4	Sodium . . .	Na	23
Fer	Fe	55,9	Soufre. . .	S	32
Hydrogène. .	H	1	Uranium . .	U	239,8
Iode	I	126,5	Zinc	Zn	64,9

TABLE ALPHABÉTIQUE

A

Acide azoteux, 78, 268.
— — dosage, 79, 84.
— — recherche, 78.
Acide azotique, 71, 268.
— — dosage, 73, 77.
— — recherche, 71.
Acide carbonique, 54, 268.
— — recherche, 54.
— — complètement combiné, 54.
— — — recherche, 55.
— — à demi combiné, 54.
— — — dosage, 65.
— — libre, 54.
— — — dosage, 65, 70.
— — — recherche, 55.
— — total, dosage, 55, 56.
Acide chlorhydrique (voy. *Chlore*).
Acide phosphorique, 85, 269.
— — dosage, 86, 88.
— — recherche, 85.
Acide silicique, 125, 271.
— — dosage, 125.
Acide sulfophénique, réactif, 77.
Acide sulfurique, 44, 269.
— — dosage, 44, 46.
— — recherche, 44.
Acinétés, 159, 161.
Actinophrys Eichhornii, 159.
Aérobies, 240.
Agar-agar, 197.

Agar nutritif, 197.
Alcalimétrique, essai, 118.
Algues, 165, 274.
Alumine, 126, 271.
— dosage, 126.
Aluminium, 126.
Amidon (grains d'), 152, 278.
— (solution d'), 54.
Ammoniaque, 119, 268.
— dosage, 120, 123, 124.
— recherche, 119.
— albumineïde, 124.
— libre, 124.
Amœba princeps, 157.
Anaérobies, 240.
— facultatives, 240.
Analyse bactériologique, 175, 206, 275.
— chimique, 27.
— — (but de l'), 259.
— — (marche de l'), 143.
— — (groupement des résultats de l'), 143.
— micrographique, 149.
Anguillula aquatica, 165.
Antony, dosage du plomb, 139.
Appareil de Lepsius, 12.
— de Marsh, 135.
— de Treskow, 195.
Arcella vulgaris, 157.
Aréomètre, 24.
Armstrong, dosage de l'ammoniaque, 120.

Arsenic, 133, 272.
— recherche, 135.
Arsénite de sodium, solution, 51.
Arthropodes, 165.
Aspect de l'eau, 15.
Aspergillus, 170.
Azotates (voy. *Acide azotique*).
Azotites (voy. *Acide azoteux*).

B

Bacilles, 176.
— d'Eberth, 246.
— typhique, caractères, 249.
— — recherche, 243, 250.
Bactéries, 175.
— coloration, 230.
— disposition dans les colonies, 228.
— filamenteuses, 171, 274.
— formes, 176, 224.
— liquéfiantes, 229.
— mouvement, 235.
— multiplication, 182.
— non liquéfiantes, 225.
— origine, 177.
— recherche, 184.
Bacterium coli commune, 247, 275.
Barbet, recherche de l'acide azoteux, 79.
Beggiatoa alba, 173.
Beggiotacés, 172.
Benelli, dosage du plomb, 139.
Bolton, culture sur pomme de terre, 205.
Bonjean, essai alcalimétrique de l'eau, 118 ; matières organiques, 39, 264.
Bouillon nutritif, 200.
Boutron et Boudet, hydrotimétrie, 109.
Brucine, réactif, 72.
Bujwid, réaction de l'indol, 253.

C

Calcium, 96, 270.
— dosage, 96, 100.
— recherche, 96.
Cercomonas longicauda, 160.
— termo, 160.

Chalamay, dosage de l'oxygène, 89.
Chambre humide, 211.
Champignons-ferments, 171, 274.
Chantemesse, bacille typhique, 246.
Chapmann, dosage de l'ammoniaque, 124.
Chlore, 40, 266.
— dosage, 40, 42.
— recherche, 40.
Chlorures (voy. *Chlore*).
Chroococcus turgidus, 176.
Ciliés, 159, 162.
Cladothrix, 174.
Clark, dureté de l'eau, 105.
Coccus ovales, 176.
Colonies, aspect macroscopique, 222.
— — microscopique, 225.
Coloration des bactéries, 231.
— de l'eau, 21, 22.
Compteur de Heyroth, 217.
— de Wolffhügel, 217.
Conditions locales, examen, 15.
— météorologiques, examen, 19.
Crenothrix polyspora, 173.
Cuivre, 133, 272.
— dosage, 137, 141.
— recherche, 134.
Cultures sur pommes de terre en tubes, 203.
Cultures pures, 235.
— — dans le bouillon, 237.
— — par inoculation en piqûre, 236.
— — — en stries, 238.
Cyclops quadricornis, 165.

D

Débris animaux, 151, 273.
— végétaux, 151, 273.
Degrés de dureté, 103.
— hydrotimétriques, 109.
Dendromonadés, 161.
Dendromonas virgaria, 161.
Difflugia oblonga, 159.
Dileptus margaritifer, 163.
Diphénylamine, réactif, 72.
Dureté de l'eau, 102, 270.
— détermination, 105, 109.

Dureté permanente, 103, 111.
— temporaire, 103, 112.
— totale, 103, 111.

E

Échantillons (prélèvement des), 7, 10, 186.
Échantillons moyens, 7.
Ehrlich, solution de violet de gentiane, 231.
Éléments en suspension, 261.
Elsner, bacille typhique, 248.
Empois d'amidon à l'iodure de zinc, 72, 80.
Entonnoir à filtrations chaudes, 193.
Éprouvette de Hehner, 82.
Esmarch, culture sur pomme de terre, 204 ; plaques enroulées, 213.
Étuve à air chaud, 193.
— à incubation, 136.
Euglena oxyuris, 161.
— spirogyra, 161.
— viridis, 161.
Euglénidés, 161.
Examen physique de l'eau, 10.
Expériences sur les animaux, 241.

F

Fer, 128, 271.
— dosage, 129.
— recherche, 128.
Fibres de chanvre, 152.
— de coton, 152.
— de laine, 152, 273.
— de lin, 152.
— musculaires, 153, 273.
— de soie, 152.
— végétales, 152, 273.
Filaments flagelliformes (coloration des), 233.
Flacon à densité, 23.
Flagellés, 159.
Florence, dosage de l'oxygène, 94.
Frankland, dosage de l'ammoniaque, 121.

G

Gélatine nutritive, 192.
— à la pomme de terre, 247, 248.

Gélose, 197.
Germes, détermination de l'espèce, 221.
— isolement, 206.
— numération, 215.
Globig, culture sur pomme de terre, 205.
Godets de Petri, 212.
Goût de l'eau, 15, 26, 258.
Grains d'amidon, 152, 273.
Gram, méthode de coloration, 232.
Günther, culture sur pomme de terre, 205.

H

Héliozoaires, 159.
Hétérotrichés, 162.
Heyroth, compteur, 217 ; panier pour le prélèvement des échantillons, 11.
Holotrichés, 162.
Holz, bacille typhique, 248.
Hüppe, culture sur pomme de terre, 205.
Hydrachnes, 165.
Hydrogène sulfuré, 49, 267.
— — dosage, 50.
— — recherche, 49.
Hydrotimétrie, 109.
Hypotrichés, 163.

I

Infusoires, 159.
Inoculation sous-cutanée, 241.
Iode, solution, 51.
Issaeff, bacille du choléra, 254.

J

Jaudrier, recherche de l'acide azoteux, 79.

K

Koch, recherche des bactéries, 185, 207 ; vibrion du choléra, 251, 253.
Kœnig, dosage du fer, 132 ; méthode colorimétrique, 84.
Kubel-Tiemann, dosage des matières organiques, 32.

L

Lehmann, matières organiques, 261.
Lepsius, appareil pour le prélèvement des échantillons, 12.
Lévy, dosage des matières organiques, 38 ; de l'oxygène, 93.
Liqueur hydrotimétrique, 109.
Loeffler, solution de bleu de méthylène, 231.
Loesener, bacille typhique, 248.

M

Macrobiotus ursellus, 165.
Magnésium, 96, 270.
— dosage, 98.
— recherche, 96.
Matières organiques, 263.
Métaux alcalins, 119, 271.
— — dosage, 119.
Microcoques, 176.
Microcystis marginata, 167.
Microorganismes pathogènes, recherche, 245.
Milieux nutritifs, préparation, 191.
Mixture de magnésie, 89.
Mohr, dosage du calcium, 100 ; de l'oxygène, 93.
Moisissures, 169, 272.
Monas guttula, 160.
Mucédinées, 169.
Mucor, 170.
Müller, dosage de l'oxygène, 89.

N

Nostoc sphœricum, 168.

O

Odeur de l'eau, 15, 25, 258.
Œufs d'Anchylostomum duodenale, 156.
— d'Ascaris lumbricoïdes, 155.
— de Botriocephalus latus, 154.
— de Distomum hepaticum, 156.
— — lanceolatum, 154.
— d'Oxyuris vermicularis, 155.

Œufs de Tænia saginata, 155.
— — solium, 155.
— de Trichocephalus dispar, 155.
Organismes animaux, 157, 274.
— végétaux, 165, 274.
Oxygène, 89, 269.
— dosage, 89, 92, 93, 94.
— exclusion des cultures, 240.

P

Pandorina morum, 161.
Panier de Heyroth, 11.
Paramecium bursaria, 163.
Parietti, bacille typhique, 246.
Penicillum, 170.
Péré, bacille typhique, 246.
Péritrichés, 163.
Perte par calcination, 30, 262.
Petri (godets de), 212.
Pettenkofer, acide carbonique, 60, 65.
Pfeffer, bacille du choléra, 254.
Phialina vermicularis, 163.
Phosphates (voy. *Acide phosphorique*).
Picnomètre, 23.
Plaques d'agar, 213.
— enroulées, 213.
— de gélatine, 207.
— — coulage, 211.
Plasmodies, 276.
Pleurosigma attenuatum, 168.
Plomb, 133, 272.
— dosage, 137, 140.
— recherche, 133.
Podophrya elongata, 161.
Poêles à vapeur, 196.
Poids atomiques des éléments, 277.
— spécifique de l'eau, 23.
Poils, 152, 273.
Pomme de terre, 203.
Potassium, 117, 271.
— dosage, 117.
Pouchet, matières organiques, 39, 264.

R

Réactif acéto-phénique, 85.
— de Nessler, 119, 121.
Réaction de l'eau, 15.

Réaction de l'indol, 253.
Résidu, 29, 260.
Rhizopodes, 157.
Romija, dosage de l'oxygène, 92.
Rotifer vulgaris, 165.
Rotifères, 164.
Rouge du choléra, 253.
Roux, culture sur pomme de terre, 205.

S

Saccharomyces cerevisiæ, 171, 174.
Saveur de l'eau, 258.
Sero-diagnostic, 250.
Serum sanguin, 200.
  — — coagulation, 201.
Silicates, 125.
Sodium, 118, 271.
  — dosage, 118.
Solution de bleu de mythélène, 231.
  — colorées, préparation, 230.
  — de fuchsine phéniquée, 231.
  — de violet de gentiane, 231.
Spirilles, 177.
Spores (coloration des), 233.
Staphylocoques, 176.
Stentor polymorphus, 163.
Streptocoque, 176.
Stylonichia pustulata, 163.
Substances organiques, 32, 263.
  — — dosage, 32, 38.
  — en suspension, 27, 219.
Sulfates (voy. *Acide sulfurique*).
Sulfures (voy. *Hydrogène sulfuré*).

T

Température de l'eau, 14, 21, 259.
Thermomètre de Pettenkofer, 14.

Thermo-régulateur, 207.
Thoinot, bacille typhique, 246.
Treskow, appareil pour la mise en tubes de la gélatine nutritive, 195.
Trillich, dosage de l'acide carbonique, 65.
Trommsdorff, dosage de l'acide azoteux, 79.

U

Ulsch, dosage de l'acide azotique, 73.

V

Vers, 165.
Vibrions, 177.
  — du choléra, 250.
Vincent, bacille typhique, 246.
Volvocidés, 161.
Vorticella microstoma, 164.

W

Wanklyn, dosage de l'ammoniaque, 124.
Widal, bacille typhique, 246 ; sérum diagnostic, 250.
Wildenstein, dosage de l'acide sulfurique, 46.

Z

Ziehl, solution du fuchsine, 231.
Zinc, 133, 272.
  — dosage, 142.
  — recherche, 134.
Zygogonium pectinatum, 169.

TABLE DES MATIÈRES

Introduction 1

CHAPITRE PREMIER
Prélèvement des échantillons

Règles générales 7
Prise de l'échantillon 10
Quantité d'eau à prélever 12
Température de l'échantillon 14
Examen préliminaire de l'aspect, du goût, de l'odeur et de la réaction
    de l'eau 15
Examen des conditions locales 15
Examen des conditions météorologiques 19

CHAPITRE II
Examen physique de l'eau

Valeur de l'examen physique 20
Température de l'eau 21
Coloration de l'eau 21
Poids spécifique 23
Odeur de l'eau 25
Saveur de l'eau 26

CHAPITRE III
Analyse chimique de l'eau

Importance de l'analyse chimique de l'eau 27
Dosage des substances en suspension 27

Résidu et perte par calcination... 29
Dosage des substances organiques. 32
  Méthode de Kubel-Tiemann.. 32
  Méthode de A. Lévy. 38
Chlore (acide chlorhydrique, chlorures).. 40
  Recherche qualitative.. 40
  Dosage du chlore par la méthode pondérale... 40
  Dosage d'après la méthode de Mohr. 42
Acide sulfurique (sulfates). 42
  Recherche qualitative. 42
  Dosage de l'acide sulfurique par la méthode pondérale. 42
  Dosage d'après la méthode de Wildenstein. 46
Hydrogène sulfuré (sulfures). 49
  Recherche qualitative. 49
  Dosage de l'hydrogène sulfuré. 50
Acide carbonique.. 54
  Dosage de l'acide carbonique total, d'après Pettenkofer. 55
  Dosage de l'acide carbonique total par pesée. 60
  Dosage de l'acide carbonique libre et à demi combiné, ainsi que de
    l'acide carbonique total, d'après Pettenkofer-Trillich 66
  Dosage de l'acide carbonique libre. 70
Acide azotique (azotates).. 71
  Recherche qualitative. 71
  Dosage de l'acide azotique d'après la méthode de Ulsch. 73
  Dosage d'après le procédé du laboratoire du Comité consultatif
    d'hygiène. 77
Acide azoteux (azotites).. 78
  Recherche qualitative.. 78
  Dosage de l'acide azoteux d'après la méthode de Trommsdorff. 79
  Dosage d'après le procédé du laboratoire du comité Consultatif
    d'hygiène. 84
Acide phosphorique (phosphates). 85
  Recherche qualitative. 85
  Dosage de l'acide phosphorique sous forme de phosphomolybdate
    d'ammonium.. 86
  Dosage sous forme de pyrophosphate de magnésium. 88
Oxygène... 89
  Dosage d'après Max Müller et L. Chalamay.. 89
  Dosage d'après Romija.. 92
  Dosage d'après Mohr-Albert Lévy.. 93
  Dosage d'après A. Florence. 94
Terres alcalines ; calcium et magnésium. 96
  Recherche qualitative du calcium... 96
  Recherche qualitative du magnésium.. 96
  Dosage pondéral du calcium et du magnésium. 96
  Dosage du calcium d'après Mohr. 100
Dureté de l'eau.. 102
  Détermination de la dureté d'après Clark.. 105
  Détermination d'après Boutron et Boudet 109

Essai alcalimétrique. 113
Dosage des métaux alcalins. 114
  Dosage du potassium sous forme de chlorure. 117
  Dosage du sodium sous forme de chlorure. 118
Ammoniaque. 119
  Recherche qualitative. 119
  Dosage de l'ammoniaque par la méthode de Frankland et Armstrong. 120
  Dosage par distillation. 123
  Dosage par la méthode de Wanklyn et Chapman. 124
Dosage de l'acide silicique. 125
Dosage de l'alumine. 126
Fer. 128
  Recherche qualitative. 128
  Dosage du fer. 129
Plomb, cuivre, zinc et arsenic. 133
  Recherche qualitative du plomb. 133
  Recherche qualitative du cuivre. 134
  Recherche qualitative du zinc. 134
  Recherche qualitative de l'arsenic. 135
  Dosage du plomb par la méthode pondérale. 137
  Dosage par la méthode colorimétrique. 140
  Dosage du cuivre par la méthode pondérale. 141
  Dosage par la méthode colorimétrique. 141
  Dosage du zinc par la méthode pondérale. 142
  Dosage par la méthode colorimétrique. 142
Remarques générales sur la marche de l'analyse chimique. . . . 143
Groupement des résultats de l'analyse chimique. 144

CHAPITRE IV

ANALYSE MICROGRAPHIQUE

A. *Éléments mélangés à l'eau*. 150
  Éléments inorganiques : argile, quartz, etc. 150
  Éléments organiques. 151
    Débris de plantes et d'animaux. 151
    Déchets de ménage et d'industrie : fibres de laine, de coton, de
    chanvre, de lin, de soie, poils, grains d'amidon. 152
  Matières d'origine fécale :
    Fibres musculaires. 153
    Œufs de parasites intestinaux. 154
    Œufs du Botriocephalus latus, 154 ; du Tænia saginata, 155 ; du
    Tænia solium, 155 ; de l'Ascaris lumbricoïdes, 155 ; de l'Oxyuris
    vermicularis, 155 ; du Tricocephalus dispar, 155 ; de l'Anchylosto-
    mum duodenale, 156 ; des Distomum hepaticum et lanceolatum,
    156.
B. *Organismes vivant dans l'eau*. 157
a. *Organismes animaux*. 157
  1. Rhizopodes. 157

2. Infusoires. 159
   Flagellés. 159
   Acinités. 161
   Ciliés (holotrichés, hétérotrichés, hypotrichés, péritrichés). 162
3. Rotifères. 164
4. Vers. 165
5. Arthropodes. 165
b. Organismes végétaux. 165
  1. Algues. 165
  2. Mucédinées. 169
  3. Champignons-ferments. 171
  4. Bactéries filamenteuses. 171
   Beggiatoées. 172
   Crenothrix. 173
   Cladotrix. 174

CHAPITRE V

Analyse bactériologique

Généralités. 175
Origine des bactéries. 177
Multiplication des bactéries dans l'eau. 182
Recherche des bactéries. 184
Précautions à prendre lors du prélèvement de l'eau. 186
Préparation des milieux nutritifs. 191
  1. Gélatine nutritive. 192
  2. Agar nutritif. 197
  3. Bouillon nutritif. 200
  4. Sérum sanguin. 200
  5. Pommes de terre. 203
Pratique de l'analyse bactériologique de l'eau. 206
  1. Isolement des germes. 206
   Plaques de gélatine ou d'agar. 207
   Godets de Petri. 212
   Plaques enroulées d'Esmarch. 213
  2. Détermination du nombre des germes. 215
  3. Détermination de l'espèce des germes. 223
   a. Aspect macroscopique des colonies. 224
   b. Aspect microscopique des colonies 225
   c. Observation de la disposition des bactéries dans les colonies. . 228
   d. Observation de la forme des bactéries. 229
   e. Préparation des solutions colorées. 230
   f. Observation du mouvement des bactéries. 234
   g. Observation des bactéries sous forme de culture pure dans des
     milieux nutritifs différents et à des températures différentes. . 235
   Culture par inoculation en piqûre 236
   Culture par inoculation en stries. 237
   Culture dans le bouillon. 237

h. Exclusion de l'oxygène des cultures. 240
    Aérobies. 240
    Anaérobies. 240
i. Expériences sur les animaux. 241
    Inoculation sous-cutanée 241
    Ingestion. 243
    Inhalation. 243
4. Quelques remarques sur la recherche des micro-organismes patho-
    gènes. 245
    a. Bacille typhique (bacille d'Eberth). 246
    b. Vibrion du choléra. 250

CHAPITRE VI

Interprétation des résultats de l'analyse

Généralités 256
Matières en suspension. 261
Résidu et perte par calcination 262
Matières organiques. 263
Chlorures. 266
Acide sulfurique. 267
Hydrogène sulfuré. 267
Acide carbonique. 268
Ammoniaque, acides azoteux et azotique. 268
Acide phosphorique. 269
Oxygène. 269
Calcium et magnésium. 270
Métaux alcalins. 271
Acide silicique, alumine et fer. 271
Plomb, cuivre, zinc et arsenic. 272
Résultats de l'examen micrographique. 272
Résultats de l'analyse bactériologique. 275

Appendice

Poids atomiques des éléments. 275
Table alphabétique. 279

sées. 2e édition revue et très augmentée. *Tome premier*, 1 volume grand
in-8°, avec de nombreuses figures dans le texte. . . . . 20 fr.
Cette 2e édition formera deux volumes à 20 fr. chacun.

Distribution d'eau.

N. B. — Les études ci-dessous ont paru dans les *Annales de la Cons-*
truction, et se vendent, avec la livraison qui les renferme, au prix de 2 fr.
la livraison.

Types de bornes-fontaines de ville, bouches d'arrosage et incendie, robinets, etc., avec une planche. Livraison de décembre 1877. . . . . . 2 fr.

Distribution d'eau des villes de Cette et de Béziers, avec une planche.
Livraison de janvier 1884. . . . . 2 fr.

Distribution d'eau de la ville de Colmar, avec 2 planches. Livraison de
janvier 1885. . . . . 2 fr.

Distribution d'eau de la ville de Mulhouse, avec 2 planches. Livraisons
de février et mars 1887. 4 fr.

Distribution d'eau de la ville de Porto, avec 2 planches. Livraison de
mai 1890. . . . . 2 fr.

Adduction d'eau à la ville de Liverpool, avec 1 planche. Livraison de
février 1893. . . . . 2 fr.

Travaux de barrage du Rhône, à Genève, pour l'utilisation de la force
motrice, avec 2 planches. Livraisons d'août et de septembre 1892. . 4 fr.

Outillage mécanique de l'usine pour l'utilisation de la force motrice du
Rhône, à Genève, avec 2 planches. Livraisons de septembre et de décembre
1892 du *Portefeuille des machines.* . . . . 4 fr.

Distribution d'eau de la ville de Pithiviers. Livraison d'octobre 1893. 2 fr.

Adduction des eaux des sources de la Vigne et de Verneuil pour l'alimentation de Paris, avec 5 planches. Livraisons d'avril, mai, juin, juillet et
novembre 1892 et février 1894. . . . . 12 fr.

Nouvelles installations pour la filtration des eaux de la ville de Ham-
bourg. Livraison de mai 1894. . . . . 2 fr.

Distribution d'eau de Scutari-Kadikeui, avec 1 planche. Livraison de février 1895. . . . . 2 fr.

Travaux de dérivation du Rhône à Jonage, pour l'utilisation de la force
motrice du Rhône à la distribution de l'énergie électrique, avec 2 planches.
Livraisons de juillet, août et septembre 1896. . . . . 6 fr.

Captage d'eau pour l'alimentation de la ville de Quimper. Livraison de
décembre 1896. . . . . 2 fr.

Distribution d'eau de Buenos-Ayres, avec 1 planche. Livraison de février 1897. . . . . 2 fr.

Appareils pour la pose en galerie de conduites de grand diamètre, système Gibault, avec une planche. Livraison de mai 1897 . . . . . . 2 fr.

Applications de la nomographie au calcul des conduites d'eau, d'après
la formule de M. MAURICE LÉVY, avec 1 planche. Livraison d'août 1897. 2 fr.

Fontaine intermittente, système L. Giraud. Livraison de novembre
1897. . . . . 2 fr.

Appareil de fermeture automatique du réservoir de Vernon. Livraison
de décembre 1897. . . . . 2 fr.

Hygiène générale et industrielle.

Hygiène générale et hygiène industrielle, ouvrage rédigé conformément
au programme du cours d'hygiène industrielle de l'École centrale, par le
Dr LÉON DUCHESNE, ancien interne des hôpitaux de Paris, ancien président
de la Société de médecine pratique de Paris. 1 volume grand in-8°, avec
de nombreuses figures dans le texte. . . . . 15 fr.

Assainissement.

Assainissement comparé de Paris et des grandes villes de l'Europe,
Berlin, Amsterdam, La Haye, Bruxelles, Londres, par EDMOND BADOIS, vice-
président de la Société des ingénieurs civils, et ALBERT BIÉBER, ancien
directeur des études à l'École centrale. 1 volume grand in-8°. . . . 9 fr.

Assainissement.

Première application à Paris, en 1883, de l'assainissement suivant le système Waring, par Pontzen. 1 brochure grand in-8°, avec 4 planches. . . . . **2 fr. 50**

Congrès d'assainissement.

Premier congrès d'assainissement et de salubrité (Paris, 1895). Compte rendu des travaux publiés par les soins du secrétaire général E. d'Esménard, ingénieur civil, fondateur de la Société des ingénieurs et architectes sanitaires de France. 1 volume grand in-8°, avec 67 figures dans le texte et 4 planches. . . . . **12 fr. 50**

Salubrité des habitations et hygiène des villes.

Salubrité des habitations et hygiène des villes; humidité, water-closets, drainage, plomberie, cuisines, planchers, dallages, chauffage, ventilation, service d'eau, égouts, voirie, édilité, assainissement des villes, etc., par Charles Barde, ingénieur et architecte. 1 volume grand in-8° avec 22 figures dans le texte. . . . . **6 fr.**

Principes d'assainissement.

Principes d'assainissement des habitations, des villes et de la banlieue. Travaux divers d'assainissement, épuration et utilisation agricole des eaux d'égout, par P. Pignant, ingénieur des arts et manufactures et architecte. 1 volume grand in-8° et un atlas de 36 planches in-folio . . . . . . **30 fr.**

Hygiène des habitations.

L'hygiène dans la construction des habitations privées. Emplacement. — Matériaux de construction. — La maison et ses dépendances. — Chauffage. — Ventilation. — Éclairage. — Service des eaux. — Éloignement des immondices, par le Dr Félix Putzeys, professeur d'hygiène, à l'Université de Liège, et E. Putzeys, ingénieur-directeur des travaux de la ville de Verviers. 1 volume grand in-8°, avec 174 figures dans le texte et 6 planches. . . . . **12 fr.**

Assainissement des villes et des habitations.

N. B. — Les études suivantes ont paru dans les *Annales de la Construction*, et se vendent, avec la livraison qui les renferme, au prix de 2 fr. la livraison.

Assainissement de la ville de Toulon, avec 1 planche. Livraison d'août 1885. . . . . **2 fr.**

Nouveaux types de latrines publiques et privées, avec écoulement direct à l'égout, avec 1 planche. Livraison de juin 1885. . . . . **2 fr.**

Siphon de Clichy-Asnières sous la Seine, avec 4 planches. Livraisons de janvier et de mars 1895. . . . . **4 fr.**

Assainissement de la ville de Bizerte, avec 1 planche. Livraison de juin 1895. . . . . **2 fr.**

Construction du nouvel égout collecteur à Paris, entre la place de la Trinité et la porte de Clichy, avec 1 planche. Livraison de mai 1896. **2 fr.**

Le système d'épuration des eaux vannes d'East Molesey (Angleterre), avec une planche. Livraison d'octobre 1896. . . . . **2 fr.**

Usine pour la destruction, par le feu, des ordures de la ville de Bath (Angleterre), avec 1 planche. Livraison de décembre 1896. . . . . . . **2 fr.**

Station municipale de désinfection, rue des Récollets, à Paris, avec une planche. Livraison de décembre 1896. . . . . **2 fr.**

Description des égouts de la ville de Buenos-Ayres, avec 1 planche. Livraison de mars 1897. . . . . **2 fr.**

Note sur divers moyens d'augmenter le débit des bouches d'égout. Livraison de juillet 1897. . . . . **2 fr.**

Note sur le procédé Arnold employé en Amérique pour le traitement des ordures ménagères. Livraison d'août 1897. . . . . **2 fr.**

Installation des water-closets et urinoirs.

N. B. — Les études suivantes ont paru dans les *Annales de la Construction*, et se vendent, avec la livraison qui les renferme, au prix de 2 fr. la livraison.

Installation des water-closets et urinoirs. Étude des principaux systèmes de Doulton, Geneste et Herscher, Flicoteaux, Rogier-Mothes, etc., avec une planche. Livraisons de novembre et décembre 1886 et de mai 1887.
6 fr.

Appareil dit « aéro-hydraulique », système Beauvalet, pour l'utilisation des eaux sans pression au lavage de W. C. et la suppression de la congélation des conduites, avec une planche. Livraison de novembre 1896.   2 fr.

Odeurs de Paris.

Les odeurs de Paris. Assainissement, par BRUNFAUT. 1 volume in-12.   2 fr.

Assainissement de Paris.

Assainissement de la ville de Paris, par BRUNFAUT. 1 brochure grand in-8°. . . . .   2 fr.

Odeurs de Paris.

Les odeurs de Paris. Étude analytique des causes qui concourent à l'insalubrité de la ville et des moyens de les combattre, par CHRÉTIEN. 1 brochure in-8°. . . . .   1 fr.

Construction des égouts.

Traité pratique de la construction des égouts. Leurs dispositions, procédés employés pour leur construction, métrage des travaux, application des prix, par JULES HERVIEU, conducteur des ponts et chaussées, chef de circonscription au Service municipal des travaux de Paris. Précédé d'une préface, par RAYNALD LEGOUEZ, ingénieur des ponts et chaussées, chargé du Service des égouts de Paris. 1 volume grand in-8°, avec 278 figures dans le texte, relié. . . . .   20 fr.

Installations de bains.

N. B. — Les monographies suivantes ont paru dans les *Annales de la Construction*, et se vendent, avec la livraison qui les renferme, au prix de 2 fr. la livraison.

Le Hammam ou bains turco-romains, à Paris, avec 3 planches. Livraisons de juillet et août 1877.. . . . .   4 fr.

Bains et lavabos du collège Chaptal, avec une planche. Livraison de mars 1879. . . . .   2 fr.

Établissement de bains avec piscine pour la natation, à Paris, avec une planche. Livraison de décembre 1886. . . . .   2 fr.

Bains de l'hôpital Saint-Antoine, à Paris, avec 1 planche. Livraison de mars 1887. . . . .   2 fr.

Installations des appareils de bains, avec 2 planches. Livraisons de février et mars 1888. . . . .   4 fr.

Bains d'aspersion, à l'École militaire de Saint-Cyr, avec 1 planche. Livraison de juin 1888. . . . .   2 fr.

Petit établissement de bains, rue Guillaume-Tell, à Paris, avec 1 planche. Livraison de novembre 1891. . . . .   2 fr.

Lavoirs et Buanderies.

N. B. — Les études ci-dessous ont paru dans les *Annales de la Construction*, et se vendent, avec la livraison qui les renferme, au prix de 2 fr. la livraison.

Installation d'une buanderie, 159, rue de l'Université, à Paris, avec 1 planche. Livraison de septembre 1888. . . . .   2 fr.

Buanderie à l'hospice de Ferrari, à Clamart, avec 1 planche. Livraison de décembre 1892.   2 fr.

Ateliers-lavoirs en ciment et fer, système Monnier, à Boulogne, avec
1 planche. Livraison de janvier 1895. . . . . 2 fr.

Législation du bâtiment.
Traité pratique de la législation des bâtiments et des usines. Voirie,
mitoyenneté, clôtures, servitudes, assainissement, propriété, bornage, vente
d'immeubles, contributions, location, réparations locatives, concours pu-
blics, honoraires, législation, jurisprudence, usages locaux, etc., etc., à
l'usage des architectes, des ingénieurs, des entrepreneurs, des conducteurs
des ponts et chaussées, des agents voyers, des propriétaires et des loca-
taires, par E. BARBEROT, architecte. 1 volume in-8°, contenant plus de
1500 pages, avec de nombreuses figures dans le texte, relié. . . . 20 fr.

Histoire de la chimie.
Histoire de la chimie. I. Histoire des grandes lois chimiques. — II. Histoire des métalloïdes et de leurs principaux composés. — III. Histoire
des métaux et de leurs principaux composés. — IV. Histoire de la chimie
organique, par R. JAGNAUX. 2 volumes grand in-8°, contenant plus de
1500 pages. . . . . 32 fr.

Aide-mémoire du chimiste.
Aide-mémoire du chimiste. Chimie inorganique, chimie organique, documents chimiques, documents physiques, documents minéralogiques, etc.,
par R. JAGNAUX. 1 beau volume contenant environ 1000 pages, avec figures
dans le texte, solidement relié en maroquin. . . . . 15 fr.

Traité de chimie.
Traité de chimie avec la notation atomique, à l'usage des élèves de l'enseignement primaire supérieur, de l'enseignement secondaire moderne et
classique, des candidats aux écoles du gouvernement et des élèves de ces
écoles, par LOUIS SERRES, ancien élève de l'Ecole polytechnique, professeur
de chimie à l'école municipale supérieure Jean-Baptiste Say. 1 volume
in-8° avec figures dans le texte. . . . . 10 fr.
   On vend séparément :
   Première partie : Métalloïdes. . . . . 3 fr. 50
   Deuxième partie : Métaux. . . . . 3 fr. 50
   Troisième partie : Chimie organique. . . . . 3 fr. 50

Chimie appliquée à l'industrie.
Traité de chimie appliquée à l'industrie, par ADOLPHE RENARD, docteur
ès sciences, professeur de chimie appliquée à l'Ecole supérieure des sciences
de Rouen. 1 volume grand in-8°, avec 225 figures dans le texte. . 20 fr.

Chimie médicale et pharmaceutique.
Traité de chimie minérale, médicale et pharmaceutique, par le Dʳ R. Hu-
GUET, professeur de chimie et de toxicologie à l'Ecole de médecine et de
pharmacie de Clermond-Ferrand, pharmacien en chef des hospices, inspecteur des pharmacies, ex-interne, lauréat des hôpitaux de Paris. 2ᵉ édition. 1 volume grand in-8° de plus de 1000 pages, avec 427 figures dans
le texte. . . . . 15 fr.

Cours élémentaire de chimie.
Cours élémentaire de chimie professé à la Faculté des Sciences de
Paris pour les candidats au certificat d'études physiques, chimiques et
naturelles (P. C. N), par A. JOANNIS. 1 volume in-8°, avec figures dans le
texte, relié. . . . . 10 fr.
   On vend séparément :
   Première partie : Généralités, mécanique chimique, métalloïdes. 3 fr. 50
   Deuxième partie : Métaux. . . . . 1 fr. 50
   Troisième partie : Chimie organique. . . . . 3 fr. 50
   Quatrième partie : Chimie analytique. . . . . 1 fr. 50

Analyse chimique.

Traité d'analyse chimique des substances commerciales, minérales et organiques, par R. Jagnaux. 2ᵉ édition. 1 volume grand in-8º avec figures dans le texte, relié. . . . . 20 fr,

Eaux minérales de la France.

Les eaux minérales de la France. Études chimiques et géologiques entreprises conformément au vœu émis par l'Académie de médecine, sous les auspices du Comité consultatif d'hygiène publique de France, par E. Jacquot, inspecteur général des mines, membre du Comité d'hygiène, et Willm, professeur de chimie à la Faculté des sciences de Lille. 1 volume grand in-8º, avec 21 figures dans le texte et une carte. . . . 20 fr.

Épuration des eaux.

Traité de l'épuration des eaux naturelles et industrielles ; analyse et essais des eaux, inconvénients de l'impureté des eaux, examen des procédés physiques employés à l'épuration des eaux, épuration ou correction chimique, systèmes mixtes, corrections des eaux dans les chaudières, description et examen critique des appareils, épuration des eaux résiduelles, par Delhotel. 1 volume grand in-8º avec 147 figures dans le texte, relié.
15 fr.

Épuration des eaux.

N. B. — Les études suivantes ont paru dans le *Portefeuille des machines*, et se vendent, avec la livraison qui les renferme, au prix de 2 fr. la livraison.

Appareil d'épuration et de filtration des eaux, système Pullen. Livraison de décembre 1890. . . . . 2 fr.

Note sur la filtration mécanique par tissus : filtres Loze et Helaers, Breit-feld-Danek, Rolikowski, Muller, Bontemps, Philippe, avec 1 planche. Livraison de juin 1891. . . . . 2 fr.

Épuration des eaux destinées à l'alimentation des chaudières à vapeur. Livraison d'août 1893. . . . . 2 fr.

Traitement des eaux par la chaux, avec 1 planche. Livraison de mai 1894. . . . . 2 fr.

Réchauffeur-épurateur d'eau, système Chevallet. Livraison de juillet 1894.
2 fr.

Épurateur d'eau d'alimentation, système Durand et Cⁱᵉ, avec 1 planche. Livraison de décembre 1894. 2 fr.

Note sur l'épurateur Chapsal, pour chaudières. Livraison d'avril 1895.
2 fr.

Le filtrage dans l'épuration chimique des eaux. Livraison de mai 1895 des *Annales de la Construction* . . . . 2 fr.

La purification des eaux au point de vue bactériologique. Livraison d'octobre 1897 des *Annales de la Construction*. . . . . 2 fr.

Les eaux potables.

Les eaux potables et leur rôle hygiénique dans le département de la Meurthe-et-Moselle, par le Dʳ Ed. Imbeaux, ingénieur des ponts et chaussées, directeur du service municipal de Nancy. 1 volume grand in-8º et 1 atlas in-4º contenant 9 tableaux et 12 planches. . . . . 20 fr.

ÉVREUX, IMPRIMERIE DE CHARLES HÉRISSEY